Christina Helmis

In Zusammenarbeit mit
Kerstin Dombrowski

Mein Lollimädchen-Ich

Mein Leben mit der Magersucht

Arena

In dieser Reihe außerdem erschienen:
Mihrali Simsek: Mit 18 mein Sturz
Mein Leben im Gefängnis

1. Auflage 2010

Einbandgestaltung: Frauke Schneider unter Verwendung einer Illustration
von © Eastnine Inc; ZZVE Illustrations
Gesamtherstellung: Westermann Druck Zwickau GmbH
ISBN 978-3-401-06439-0

www.arena-verlag.de
Mitreden unter forum.arena-verlag.de

»Es gab einmal einen fürchterlichen Schneesturm bei uns. Kein Mensch ist freiwillig auf die Straße gegangen. Aber Tina und ich hatten einen solchen Heißhunger auf Salami-Pizza, dass wir uns durch die Schneewehen zum nächstgelegenen Supermarkt gekämpft haben. Das ist so die Geschichte, über die wir heute noch lachen, die Geschichte, die wir erzählen, wenn wir einfach zusammen lachen wollen.«

Lena, Tinas beste Freundin

Die wollen mich mästen!« Wütend stößt Leonie ihren Teller von sich. Weil ich ihr genau gegenübersitze, scheppert sie dabei mit Wucht gegen mein Saftglas, das prompt überschwappt. »Mensch, pass doch auf!«, blaffe ich sie an und versuche vorsichtig, mit der Serviette den Saft vom Tisch aufzuwischen. Damit bin ich dermaßen beschäftigt, dass ich gar nicht merke, wie Leonie plötzlich meinen Teller fixiert.

»Du hast viel weniger Erbsen als ich!«, stellt sie fest. Sie klingt leise. Fast bedrohlich. Dann reißt sie völlig überraschend und mit einem solchen Ruck mein Mittagessen an sich, dass die Erbsen beinahe vom Teller kullern. Glücklicherweise können der Kartoffelbrei und das Schnitzel sie bremsen – nur die braune Soße hinterlässt eine Kleckerspur bis hin zu Leonies Platz . . .

Fassungslos beobachte ich, wie sie jetzt tatsächlich damit beginnt, die Erbsen auf meinem Teller zu zählen. ». . . 48, 49,

50, 51, 52. Du hast nur 52 Erbsen.« Mit dieser Erkenntnis wird meine Mahlzeit schlagartig uninteressant, sodass ich sie wieder zu mir herüberziehen kann. Leonie widmet sich nun ihrem eigenen Teller, um zu überprüfen, ob ihr möglicherweise mehr Erbsen zugeteilt wurden.

»Du hast echt einen Vogel!« Ich schüttele den Kopf und drehe mich demonstrativ von ihr weg.

Dabei fällt mein Blick auf Maria, die den hysterischen Auftritt ihrer Sitznachbarin erstaunlicherweise überhaupt nicht beachtet. Sie ist nämlich gerade intensiv damit beschäftigt, nicht nur ihr Fleisch, sondern auch ihre Erbsen vor dem Essen durchzuschneiden. Gewissenhaft und hoch konzentriert trennt sie die Erbsen in zwei Hälften. Zwischendurch schiebt sie sie von der einen Seite des Tellers zur anderen – nur in den Mund steckt sie nichts.

Gestern gab es Makkaroni, auch die hat sie klein geschnitten, jede in zehn gleich große Teile. Das hat sie 40 Minuten lang durchgezogen. Erst zum Schluss hat sie widerwillig ein paar kleine Häppchen in den Mund geschoben, wobei man ihr den Ekel und die Überwindung, die sie das gekostet hat, ansah. Es wirkte, als würde sich der Essensbrei im Mund vermehren.

Wenn Maria so weitermacht, bekommt sie ganz sicher bald Flüssignahrung. Hochkalorisch. Und per Sonde, also mit einem Schlauch durch die Nase in den Magen. Der Horror für alle Magersüchtigen, vor allem, wenn nicht sie, sondern Ärzte und Erziehungsberechtigte die Entscheidung treffen, ob eine Magensonde nötig ist oder nicht. Es ist das letzte Mittel hier in der Klinik, um uns zum Zunehmen zu bringen.

Anna – rechts von Leonie – glotzt mich mit großen ausdruckslosen Augen an, während sie an ihrer Nuckelflasche lutscht und ihren Teller (Kindergeschirr mit irgendwelchen Tieren drauf) kaum beachtet. Das Geschirr passt perfekt zu ihrer Kleidung: Sie trägt ein knallbuntes T-Shirt mit albernen Hündchen drauf, Größe 152. Eine Kindergröße bei einer 17-Jährigen! Und damit prahlt sie sogar noch herum, als wäre es etwas Tolles, als Beinahe-Erwachsene in der Kinderabteilung einzukaufen.

Zugegeben: Ich kenne dieses Gefühl. *Auch ich muss in der Kinderabteilung einkaufen, weil ich so konsequent abgenommen habe. Ich bin eben nicht so fett wie die meisten anderen Mädchen in meinem Alter.*

Aber ab jetzt ist Schluss damit! Ich will nicht mehr dünn sein, will nicht mehr krank sein. Und trotzdem ertappe ich mich dabei, wie ich jetzt dasitze und kritisch Annas Oberarm mustere. Er ist wirklich sehr schlank. Schlanker als meiner?

Was aber zweifelsfrei feststeht und mich ein bisschen tröstet: Annas Oberarm ist viel stärker behaart als meiner. Das ist die sogenannte Lanugo-Behaarung. Diesbezüglich habe ich mehr Glück als Anna – und auch als die meisten anderen Mädchen in der Klinik. Bei mir wächst nur ein wenig hellblonder Flaum im Gesicht, ansonsten habe ich nirgendwo Haare, wo keine sein sollen. Dagegen sind die meisten meiner Mitpatientinnen an Rücken, Po, Bauch, Armen und Beinen mit feinen Härchen übersät. Angeblich bildet der Körper diese Behaarung, weil ihm das Fett als Wärmespeicher fehlt und er sich so – mit einer Art Pelz – vor der Kälte schützen möchte. Aber ich habe auch schon mal gehört, dass es an den verstärkt ausgeschütteten männlichen Hormonen liegt. Wie auch immer: Mein Körper tut mir einen pelzigen Rücken oder Bauch glücklicherweise nicht an.

Aber ist das wirklich Glück? Oder bin ich etwa keine *gute Magersüchtige?* Sind alle anderen vielleicht konsequenter als ich? Habe ich einfach doch noch zu viel gegessen?

Ein lautes Schluchzen am Ende des Tisches reißt mich aus meinen wirren Gedanken. Judith weint. Erst leise, dann etwas lauter: »Aber ich sehe die Kalorienmännchen! Wirklich, ich kann sie sehen!«

Die Therapeutin, die neben ihr sitzt, redet beruhigend auf sie ein: »Es gibt keine Kalorienmännchen.« – »Doch! Es sind böse Kalorienmännchen ... Und die nähen auch nachts meine Klamotten enger«, beharrt Judith stur. Das Ende des Satzes bekommt sie kaum mehr heraus, so sehr schütteln sie ihre Tränen.

Es ist wie im Irrenhaus hier! Deshalb achtet auch keiner so richtig auf Leonie, die noch immer mit ihren Erbsen beschäftigt ist.

»Ich habe 50«, höre ich sie schließlich sagen. Kraftlos. Fast enttäuscht, weil sie zwei Erbsen weniger hat als ich. Nun hat sie keinen Grund mehr, sich ungerecht behandelt zu fühlen. Trotzdem macht sie weiter, sogar noch heftiger als zuvor: »Das esse ich nicht. Ich esse überhaupt nicht mehr.« Dann springt sie auf und rennt in Richtung Tür. Die Therapeutin stürzt ihr hinterher. Anna setzt erstaunt ihre Nuckelflasche ab, um den beiden nachzuglotzen, während Maria ungerührt weiter ihre Erbsen zerkleinert.

Nur Judith freut sich über die Ablenkung. Sie nutzt die Chance und entsorgt ihr Essen: Einen Teil des Kartoffelbreis schmiert sie einfach unter den Tisch, das Fleisch feuert sie hektisch in eine Ecke des Speisesaals. Die Soße nimmt sie mit dem Ärmel auf. Dann entspannen sich ihre Gesichtszüge.

Unsere Blicke kreuzen sich, Judith erkennt, dass ich sie beobachtet habe, und hebt leicht die Schultern an, so als ob sie sagen wolle: *Da kann man nichts machen.* Dann steckt sie widerwillig ein paar Erbsen in den Mund ...

An solchen Tagen hasse ich mein Leben. Ich finde es unerträglich, ein Teil dieser Freakshow zu sein, in der ich mich so oft wie ein Fremdkörper fühle. Die meisten hier scheinen gar nicht zu merken, wie eigenartig sie sich verhalten. Ich lasse meinen Blick über die Mädchen gleiten, die mit mir am Tisch sitzen. Einige schielen zwischendurch zur Uhr. Es ist kurz vor zwölf, noch ein paar Minuten, dann sind alle erlöst. Wir haben exakt 40 Minuten, um zu essen. Einerseits ist es nervig, dass in der Klinik sogar die Essensdauer vorgeschrieben ist, andererseits würden einige von uns sonst mit Sicherheit ganze Tage vor ihren Tellern verbringen. Schließlich sind wir alle Mädchen, die sich trotz voller Kühl- und Speiseschränke zu Hause beinahe zu Tode gehungert haben. Wie absurd das ist!

Ein über Jahre gehender, quälender Selbstmord. Und viele hier scheinen absolut nicht bereit zu sein, ihr Hungern aufzugeben.

Ich schiebe mir eine Gabel Kartoffelbrei in den Mund. Ich habe keine Lust, meiner Therapeutin nachher stundenlang zu erläutern, warum ich nicht alles aufgegessen habe. Und ich will ja auch zunehmen, wenigstens ein bisschen ...

Sobald die Mittagszeit beendet ist, werden wir nach draußen in den Garten gescheucht. Dort sollen wir noch eine Stunde zusammensitzen. Wie jedes Mal nach dem Essen. Heute gibt mir das den Rest. Was soll ich hier? Ich gehöre nicht zu den Bulimikerinnen, die sich nach jeder Mahlzeit den Finger in den Rachen schieben, um alles wieder auszukotzen. Für die mag diese Form der Kontrolle nötig sein, ja. Aber für mich? Missmutig setze ich mich auf den äußersten Rand einer Holzbank und starre vor mich hin, sehne mich nach meinem Zimmer, meiner Decke, Musik und Ruhe.

Judith bleibt mit rot geweinten Augen vor mir stehen: »Tina, ich sehe wirklich die bösen Kalorienmännchen. Sie lachen, wenn ich esse. Sie freuen sich über meine Schwäche.« Ich blicke auf und nicke ihr verständnisvoll zu. Zwar sehe ich keine hämisch grinsenden Kalorienmännchen, aber ich weiß, was sie meint, kenne das Gefühl von Schwäche, wenn man isst, wenn man seine Beherrschung aufgibt, die Kontrolle verliert. Und plötzlich bin ich doch wieder ganz froh, hier zu sein. Weit weg von zu Hause, in einer Spezialklinik für Essstörungen irgendwo in Bayern. Tröstend rücke ich für Judith ein bisschen zur Seite und nehme sie in den Arm. Ich spüre ihren knöchernen Körper und ekele mich dabei vor unserer Nähe.

Es gibt Tage, an denen ich es genieße, von Menschen umgeben zu sein, die wissen, was mit einem los ist, die ähnliche Probleme haben und mit denselben Schwierigkeiten kämpfen. Aber heute wäre ich trotzdem lieber allein.

Sophie versucht mal wieder, sich davonzuschleichen. Wie jeden Tag. Dabei ist sie in *Phase*, das heißt, sie darf eigentlich gar nicht raus und schon gar nicht das tun, was sie immer tut, sobald sie den aufmerksamen Blicken ihrer Aufpasser entwischt: joggen, um alle aufgenommenen Kalorien gleich wieder loszuwerden.

Sophie gehört zu den Mädchen, die sich permanent bewegen – und wenn sie nur mit dem Fuß wackeln, Hauptsache, sie verbrauchen Energie.

Da wir uns das Zimmer teilen, bekomme ich jede ihrer täglichen Krisen mit. Sie weigert sich beharrlich, ihre Krankheit aufzugeben, und geht neuerdings sogar so weit, sich nicht mehr die Zähne zu putzen: »Weißt du, wie viele Kalorien Zahnpasta hat?« Das weiß ich natürlich nicht. Und es ist mir in dem Fall auch total egal! Für mich wäre es unvorstellbar, mir nicht mehr die Zähne zu putzen. Kein Make-up? Bitte schön. Keine Haarkur? Grenzwertig. Aber keine Zahnpasta? Darüber muss ich noch nicht einmal nachdenken! Sophies Zähne verfärben sich schon ganz gelb. Ekelhaft sieht das aus.

Dabei sind wir ohnehin schon nicht so irrsinnig ansehnlich. Dadurch, dass unsere Körper so schmal sind, wirken Kopf und Füße riesengroß. Dazu kommen eingefallene Gesichter, fahle Haut und Haarausfall. Es gibt Momente, in denen ich die Mädels um mich herum ganz objektiv betrachten kann – ohne Konkurrenzgefühl oder Neid, weil einige möglicherweise noch schlanker sind als ich. Und in diesen Momenten erkenne ich das ganze Elend und erschrecke darüber, was wir uns und unserem Umfeld antun.

Allerdings weiß ich seit meinem Klinikaufenthalt auch, dass es viel schlimmere Fälle als mich gibt: die Erbsenzählerin Leonie zum Beispiel.

Gerade ritzt sie mit ihren langen Fingernägeln weiße Striche in ihre Beine. Sie sind ohnehin schon von hellen Narben und blutverkrusteten Stellen übersät. Genau wie ihre Arme und ihr Bauch. Vom Ritzen. Wie viele andere Mädchen hier verletzt sie sich regelmäßig selbst mit einem Messer. »Ich wünschte, ich könnte das Fett einfach herausschneiden«, hat sie neulich gesagt. Welches Fett? Leonies Beine sind genauso dünn wie meine. Ich kann jedes einzelne problemlos mit dem Daumen und Zeigefinger meiner rechten Hand umfassen.

Das kann ich übrigens schon länger. Nicht erst seit ich die 40-Kilo-Grenze unterschritten habe. Aktuell wiege ich genau 37 Kilo. Bei einer Größe von 1,73 m ist das eindeutig zu wenig, das weiß ich selbst. Lebensbedrohend nennen es die Ärzte.

L-E-B-E-N-S-B-E-D-R-O-H-E-N-D.

Das Wort klingt unglaublich und verliert nicht an Schrecken, egal wie oft ich es mir vorsage. Bei meiner allerersten Untersuchung in der Klinik, also ungefähr vor zwei Wochen, haben sie mir gesagt, dass ich gerade noch rechtzeitig gekommen wäre. Wenig später hätte man mir wahrscheinlich nicht mehr helfen können. Damals wog ich 33 Kilogramm.

Dabei habe ich mich eigentlich gar nicht so schlecht gefühlt. Natürlich auch nicht fit, aber auch nicht wie kurz vor dem Tod. Und ich verstehe das auch heute noch nicht richtig: Warum hat mir mein Körper nicht deutlichere Signale geschickt?

Andererseits: Was hätten das für Signale sein sollen? Ich hatte Herzrasen, Krämpfe, Schwindelanfälle, bin in Ohnmacht gefallen, das ganze Programm. Trotzdem habe ich geglaubt, das sei schon in Ordnung. Schließlich bin ich erst 17, also in einem Alter, in dem man sein Leben noch vor sich hat. Oder?

Ich bin intelligent, beliebt und eigentlich hübsch – mit großen grünen Augen, dichten langen Wimpern, einem schön geschwungenen Mund, auffällig hellblonden Haaren. Und das Beste: Ich bin eigentlich kerngesund. Mal abgesehen von meiner selbst gewählten Krankheit. Magersucht.

Etwa 10 bis 15 Prozent der Betroffenen sterben laut Statistik. Das wären aus unserer Gruppe von 20 Mädchen also zwei bis drei Tote. Eine gruselige Vorstellung. Wen es aus unserer Gruppe wohl am ehesten treffen würde? Leonie, die Erbsenzählerin? Judith mit den Kalorienmännchen? Meine Zimmernachbarin Sophie?

Ich will leben. Wirklich. Ich will auch nicht so dünn sein. Und was das Absurdeste ist: Ich liebe Essen. Sogar sehr: Schokolade, riesige Eisbecher mit Früchten, Fast Food, Mamas Spaghetti bolognese, Omas Schwarzwälder Kirschtorte.

Im Fernsehen gucke ich am liebsten Kochsendungen und ich kenne wahrscheinlich mehr Kochbücher als die meisten anderen Mädchen in meinem Alter – also mal abgesehen von den Mädchen in der Klinik. Hier lesen wir alle Kochbücher, wie andere Romane lesen. Seite für Seite. Kochbücher oder -zeitschriften sind bei uns mindestens so begehrt wie bei gesunden Mädchen die *Bravo* oder *Instyle*.

Warum ich mich trotzdem so mager gehungert habe? Eigentlich ist es eher versehentlich passiert . . .

1

»Christina war ein niedliches, fröhliches, immer lustiges Kind – Glückseligkeit pur. Ich erinnere mich daran, als wir einmal zum Impfen beim Kinderarzt waren, da hat uns eine Frau angesprochen und gesagt, dass man sehen würde, wie glücklich Christina sei. Ihr sind die Herzen nur so zugeflogen.«

Dagmar Helmis, Tinas Mutter

Ich bin acht Jahre alt, als ich von der Schule nach Hause komme und ein riesiger Lastwagen vor unserem Haus steht. Wir, das heißt meine Mama, mein Papa und ich, wohnen zusammen mit meinen Großeltern in einer ruhigen Straße in Norderstedt bei Hamburg. Unser schönes großes Haus ist mit roten Backsteinen verklinkert. Unten leben Oma und Opa. Das gesamte Obergeschoss haben wir für uns.

Wie in jedem Sommer hat meine Mama die Balkonkästen bunt bepflanzt und die Geranien wuchern üppig über die Holzbrüstung. Ich blicke erwartungsvoll nach oben, denn oft steht Mama um diese Uhrzeit auf unserer Terrasse und wartet darauf, dass ich in unsere Straße einbiege. Aber heute entdecke ich sie nicht. Stattdessen steht dieser riesige gelbe Lastwagen vor der Einfahrt.

Im Treppenhaus höre ich fremde Männerstimmen. Einer schimpft. Ein Keuchen. Stöhnen. Dann wieder lauter: »Vorsicht, hier geht's um die Ecke!« Jetzt erkenne ich die eine

Stimme. Mein Vater. Unschlüssig stehe ich vor der offenen Wohnungstür. Bis mir plötzlich unser Sofa entgegenkommt. Getragen von Papa und zwei weiteren Männern. Sie hieven das offenbar schwere Teil in den Lastwagen und machen sich anschließend wieder auf den Weg nach oben. Ich sause hinterher: »Was ist denn los?« Auf dem Weg zum Wohnzimmer komme ich an der offenen Küchentür vorbei und nehme im Augenwinkel Mama wahr: Sie sitzt an unserem Küchentisch und weint. »Mama!« Als ich sie anspreche, steht sie unsicher wankend auf und fällt mir in die Arme. Ich spüre ihr Gewicht und habe das Gefühl, sie nicht halten zu können. Sie zittert und schluchzt. Und ich stehe ganz still. Ganz mucksmäuschenstill. Und streichle ihr dabei unbeholfen über den Rücken. »Mama?«

Dann fällt es mir wieder ein. Vor ein paar Wochen gab es schon einmal eine ähnliche Situation: meine Mama weinend in der Küche. Es war das erste Mal, dass ich sie weinen sah, und es hat mich tief erschreckt. »Mama, was ist denn los?«, habe ich sie damals hilflos gefragt.

Und dann hat sie mir erzählt, dass Papa und sie sich trennen würden. Trennen? Was heißt das schon? Ich konnte mit dieser Aussage nichts anfangen. Niemand in unserer Familie oder im Freundeskreis hat sich bisher getrennt. Trennungen gibt es nicht. Nicht in meiner Welt.

Solange ich denken kann, haben meine Eltern geschworen: Wir sind eine glückliche kleine Familie, und das wird für alle Zeiten so bleiben. Ich habe mich sicher gefühlt, geliebt, behütet, beschützt. Das klingt so kitschig, aber wir sind wirklich eine Bilderbuchfamilie. Am liebsten erinnere ich mich an unsere Urlaube. Auf Lanzarote, in der Karibik. Mein Vater hat so oft gesagt, wie stolz er auf seine beiden hübschen Frauen ist. Streit gab es nicht. Zumindest nie schlimm.

Abends sind wir regelmäßig essen gegangen – bei Papas Freund, der ein griechisches Restaurant besitzt. Er hat mich dann immer auf seinen Schoß gehoben und gesagt, dass er mir, wenn er 30 Jahre jünger wäre, sofort einen Heiratsantrag machen würde. Und meine Eltern haben gelacht. Wirklich, es war alles gut.

Bis heute.

Für den Augenblick fühlt es sich besser an zu verschwinden. Ich lasse meine Mutter alleine in der Küche zurück und renne schnell ins Kinderzimmer, wo ich hinter mir die Tür ins Schloss werfe. Hier werde ich bleiben, bis das Rumpeln, Stöhnen und Schnaufen im Hausflur aufhört, bis der dicke gelbe LKW endlich abhaut.

Mit Herzklopfen sitze ich auf meinem Bett und lausche nach draußen. »Jetzt die Garderobe!«, höre ich Papa rufen, woraufhin ich mir schnell die Ohren zuhalte. Fast panisch stolpere ich zu meinem Kassetten-Koffer, um ein Hörspiel herauszusuchen: irgendetwas Spannendes. Ganz laut.

Erst am Ende der A-Seite horche ich noch einmal in den Flur. Ich laufe zur Tür und lege mein Ohr an das Schlüsselloch. Nichts. Leider liegt mein Fenster zum Garten hinaus und nicht zur Straße, sonst könnte ich schauen, ob der LKW noch vor der Tür steht. Vorsichtig luge ich durch den Türspalt in den Flur. Es ist alles dunkel und still.

Auf Zehenspitzen husche ich an der Badezimmertür vorbei, herüber zur Küche. Noch immer sitzt meine Mutter am Küchentisch und bringt kaum ein Wort heraus. »Er zieht erst mal zu seiner Freundin«, schnaubt sie in ihr Taschentuch. Wer? Papa? Zu seiner Freundin? Welcher Freundin? Ich verstehe nicht, aber ich wage auch nicht zu fragen. Meine Kehle ist wie zugeschnürt und jetzt muss ich auch weinen.

Eine Weile schluchzen wir gemeinsam. Am liebsten würde ich bis zum Rest meines Lebens bei meiner Mutter eingekuschelt bleiben, aber ich spüre, dass das nicht geht: Einer von uns muss aufstehen.

Deshalb rappele ich mich auf und tappe zum Küchenschrank, um meiner Mutter einen Tee aufzubrühen: *Innere Ruhe* – ihr Lieblingstee. Ich setze das Wasser auf und stelle wenig später den heißen Tee auf den Tisch. »Mein Sonnenschein!«, sagt Mama und lächelt mich dankbar an: »Mein süßer Sonnenschein.«

In dieser Nacht schlafe ich bei ihr. Im Ehebett. Das ist ein wenig ungewohnt. Sonst kam ich meist am Morgen ins Schlafzimmer getappt, um zwischen meinen Eltern noch ein wenig zu kuscheln. Aber ab sofort gibt es kein *Dazwischen* mehr. Ich liege auf Papas Platz. Und fühle mich auf einmal für meine unglückliche Mutter verantwortlich.

»Wir schaffen das schon!«, sage ich zu ihr, als ich am nächsten Morgen in ihrem Beisein den Frühstückstisch decke. »Wir schaffen das!«, tröste ich sie, wenn ich von der Schule nach Hause komme und sie weinend in der Küche sitzt.

Ab sofort übernehme ich auch mehr Aufgaben im Haushalt, ganz freiwillig. Ich bringe den Müll raus, putze, räume die Spülmaschine aus. Hauptsache, ich kann meiner Mama eine Freude machen. Auf keinen Fall möchte ich sie belasten. Also stelle ich keine Fragen. Ich lächle und funktioniere.

Was mir besonders schwerfällt, jetzt, wo sich so viel verändert hat, ist, auf die vielen Familienrituale zu verzichten, die ich so genossen habe, als mein Vater noch bei uns gewohnt hat. Und deshalb überrede ich meine Mutter, auch ohne Papa sonntags wieder ausgiebig gemeinsam zu frühstücken. Manchmal passiert es mir dabei, dass ich den Tisch für drei Personen decke – obwohl wir doch nur noch zu zweit sind! Oft koche ich auch ein drittes Frühstücksei, das ich dann länger im blubbernden Wasser lasse, weil mein Papa sein Ei lieber hart isst. Anfängerfehler. Dumme Unachtsamkeiten, die meine Mutter an ihren Kummer erinnern und mir ein schlechtes Gewissen machen.

Mein Vater und ich hatten die Angewohnheit, das weiche Innere aus dem Brötchen zu pulen und es erst zum Schluss zu essen. Und plötzlich bin ich alleine mit dieser komischen Angewohnheit – und den traurigen Blicken meiner Mutter. »Du hast so viel von deinem Vater«, sagt sie dann oft. Obwohl sie es nicht als Vorwurf formuliert, fühlt es sich an wie eine Ohrfeige.

Normalerweise haben wir nach dem Frühstück meist zu dritt einen Ausflug unternommen. Oft ans Meer – es liegt nur eine gute Stunde Fahrzeit von uns entfernt. Und ich liebe das Meer.

Leider kann Mama sich in der ersten Zeit nach Papas Auszug zu nichts aufraffen. Wir bleiben fast nur zu Hause und trinken am Nachmittag mit Oma und Opa Kaffee. Ich treffe mich kaum mit meinen Freunden und Freundinnen, weil ich so viel Zeit wie möglich bei Mama verbringen möchte.

Die größte Angst habe ich um sie, wenn ich von der Schule nach Hause komme und sie einfach nur still im Wohnzimmer sitzt und vor sich hin starrt. Während sie in den ersten Tagen nach Papas Auszug ständig geweint hat, ist sie nun, drei Wochen später, häufig apathisch und teilnahmslos. Ich weiß nicht, wie ich damit umgehen soll, es ist mir unheimlich.

Wenn ich sie jetzt so im Wohnzimmer erwische, erwacht sie meist aus der Starre und lächelt mich an: »Sonnenschein, es geht mir gut. Mach dir keine Sorgen.« Dabei weiß ich genau, dass es ihr nicht gut geht. Und natürlich mache ich mir dann erst recht Gedanken, weil ich mich so hilflos fühle.

Lange hoffe ich, dass ich am nächsten Morgen aufwache und alles ist wieder gut. Ich wünsche mir mit aller Macht mein altes Leben zurück.

Irgendwann erzählt Mama dann, dass mein Vater sie schon länger betrogen hat – und was das bedeutet. Ich bin wie vor den Kopf geschlagen. Es tut mir weh, das zu hören, und ich fühle mich irgendwie mitbetrogen. Streng genommen hat er sich mit seiner neuen Freundin ja auch gegen mich entschieden. Oder? Sie scheint ihm also auch wichtiger zu sein als ich. So empfinde ich es zumindest. Aber ich sage nichts. Ich lächle nur.

Sogar als ich diese Freundin kennenlerne, lächle ich.

Da Papa mit ihr zusammenwohnt, möchte er unbedingt, dass wir uns bald treffen, damit wir am Wochenende in ihrer neuen Wohnung *Familie* spielen. Sie ist eine blonde, extrem fürsorgliche Frau, die alles dafür tut, mich für sich zu gewinnen. Und auch Papa liest mir jeden Wunsch von den Augen ab. Sie arrangieren schöne Ausflüge ans Meer und laden mich in die Eisdiele ein, weil Papa weiß: Ich liiiiiebe Eis. Aber vor allem liebe ich eben meine Mama. Und deshalb kann ich unsere Ausflüge nicht genießen. Immer stärker wehre ich mich schon bald gegen die Wochenendbesuche, bis der Kontakt allmählich einschläft. Mein Vater nimmt es mir übel, dass ich seine Freundin so ablehne. Er versteht mich nicht.

Zu meinem zehnten Geburtstag schickt er dann nur noch eine Glückwunschkarte. Weihnachten genauso. Etwa ein Jahr lang sprechen wir gar nicht miteinander, dann telefonieren wir zumindest wieder regelmäßiger – so alle zwei Wochen.

Jetzt habe ich also nur noch meine Mutter – und die Verantwortung für sie.

Klar, im Erdgeschoss wohnen meine Großeltern, die sich liebevoll um uns kümmern. Aber das ist etwas anderes. Mein Leben teile ich mit Mama. Über Jahre. Jahre, in denen ich versuche, immer für sie da zu sein. Ich helfe ihr, spiele ihr etwas vor. In der Schule gibt es nie Probleme, die Noten sind ordentlich, ich bin beliebt – alles läuft gut.

Nach außen.

Im Inneren beginnt es leise zu rumoren.

Einige Monate nach Papas Auszug hat meine Mutter wieder angefangen, als Verkäuferin in einem nahe gelegenen Drogeriemarkt zu arbeiten. Klar, sie muss ja nun selbst Geld verdienen. »Das ist in Ordnung«, sage ich jedes Mal, wenn sie das schlechte Gewissen plagt, weil sie nun fast jeden Tag erst abends nach Hause kommt. Aber schließlich bin ich sehr selbstständig und bei meinen Großeltern jederzeit willkommen. Meistens esse ich mit ihnen zu Mittag und treffe mich anschließend mit meiner besten Freundin Lena.

Lena kenne ich eigentlich schon immer. Das behaupte ich zumindest immer, auch wenn es nicht ganz stimmt. Tatsächlich haben wir uns erst in der zweiten Klasse kennengelernt. Sie ist sitzen geblieben und musste das Schuljahr wiederholen. Ich stand gerade in der Umkleidekabine der Turnhalle, als unsere Lehrerin das hübsche Mädchen in den Raum schob: »Das ist Lena, sie geht ab heute in eure Klasse.« Lena lächelte schüchtern und ich fand sie sofort sympathisch. Schon in der ersten Sportstunde waren wir ein Team – und das blieben wir dann auch.

Lena ist ein Engel. Durch und durch. Sie hat brünettes Wallehaar, große blaue Kulleraugen, ist klein und niedlich, liebt Pferde, Rosa und überhaupt alles, was irgendwie märchen- und mädchenhaft ist.

Gemeinsam mit ihr macht alles Spaß: Einmal wollten wir testen, wer von uns mehr Schokorosinen in den Mund bekommt. Ich habe gestopft und gestopft, die Rosinen zum Schluss sogar mit dem Zeigefinger in den Mund geschoben und ging damit eindeutig in Führung. Lena hat irgendwann nur noch staunend beobachtet, wie ich eine Schokorosine nach der anderen in meinen Mund gepresst habe, bis ich aussah wie ein Hamster und das Gefühl hatte, meine Backen würden gleich platzen. Das fand sie so komisch, dass sie einen Lachanfall bekam. Sie lachte und gluckste und bekam sich gar nicht mehr ein. Ich musste auch lachen, aber dabei fielen mir natürlich jede Menge Rosinen aus dem Mund. Also wollte ich sie schnell runterschlucken, aber auch das ging nicht: Der Mund war zu voll. Nun bekam ich fast Panik, hektisch rannte ich ins Badezimmer, gefolgt von meiner gackernden Freundin, um die Schokorosinen ins Klo zu spucken. Ihre Mutter stand in der Küche und sah uns kopfschüttelnd hinterher. Kopfschüttelnd, aber nicht böse. Unsere Mütter scherzen immer, sie hätten zwei Töchter, weil es uns selten einzeln gibt.

Leider fällt Lena die Schule nicht so leicht wie mir. Während ich nach der vierten Klasse selbstverständlich den Sprung aufs Gymnasium schaffe, reicht es bei Lena gerade mal für die Realschulempfehlung.

Das ist für uns beide – obwohl es definitiv nicht anders zu erwarten war – ein Schock, auch wenn wir uns trotzdem weiter jeden Tag sehen können, weil unsere Schule ein Schulzentrum, bestehend aus einem Gymnasium, einer Haupt- und einer Realschule ist.

Oft treffen wir uns schon morgens vor den Fachräumen – Kunst, Sport, Biologie –, um uns dort ganz schnell noch die drängendsten Neuigkeiten auszutauschen. Außerdem verbringen wir weiterhin unsere Nachmittage zusammen. Dafür fange ich sogar mit dem Reiten an, was etwas frustrierend ist, weil ich nie so elegant auf einem Pferd sitze wie meine beste Freundin. Lena federt im Sattel, während ich wie ein nasser Sack mit meiner Körperschwere kämpfe. Als hätte ich einen Magneten im Hintern!

Wenn wir zusammen Ferien auf einem Ponyhof machen, bekomme ich garantiert den Ackergaul und sie das sportlichste Pferd im Stall. Ich bin eben ein anderer Typ. Handfester, stabiler. Und ja, auch kräftiger.

Nicht dass ich wie ein Kerl aussehen würde! Gar nicht! Aber ich sehe eben auch nicht so aus wie Lena. Lena liegen schon allein aufgrund ihres Aussehens sofort alle zu Füßen.

Am liebsten trage ich abgewetzte Jeans und Kapuzen-Pullover. Natürlich in Dunkelblau, bloß nicht in Rosa! Wenn ich draußen spiele, saue ich mich meist komplett ein. Und viele meiner Freunde sind Jungs.

Das einzig Mädchenhafte an mir sind meine schönen hellblonden Haare, die ich jeden Tag mit bunten Haarspangen schmücke. Überhaupt beschäftige ich mich gerne mit meinem Haar, probiere ausgefallene Zopffrisuren aus und gehe nie unfrisiert aus dem Haus. Meine Haare sind mir wichtig.

Ansonsten vermeide ich jeden Mädchenkram.

Als einziges Mädchen bolze ich mit großer Begeisterung mit den Jungs aus meiner Klasse auf dem Fußballplatz, während Lena am Rand steht und zuguckt. Bildschön, zuckersüß und in Babyrosa.

Irgendwann nach meinem Wechsel aufs Gymnasium bemerke ich, dass meine beste Freundin von den Jungs anders angesehen wird als ich. Sie wird auch häufiger von ihnen geneckt und aufgezogen. Noch ist das Gefühl nicht wirklich greifbar, aber ich spüre, dass mit Lena irgendetwas anders ist. Richtig deutlich wird es, als Tim sie fragt, ob sie nicht mal ein Eis essen gehen wollen. Zu zweit! Mich fragt keiner, ob ich mit ihm ein Eis essen gehe. Und schon gar nicht mein Kumpel Tim!

Es versetzt mir einen Stich. Ich bin eifersüchtig auf Lena. Und noch eifersüchtiger bin ich, als sie irgendwann mit Tim Händchen hält und ständig mit ihm herumalbert. Also – ich will nicht Tim, aber ich will auch Händchen halten. Ich will auch verliebt sein und umschwärmt werden. Und vor allem möchte ich, dass sich mal jemand in mich verliebt.

Mit Lena spreche ich nicht darüber. Und auch mit sonst niemandem. Das wäre mir zu peinlich, das Desinteresse der Jungs auch noch zu thematisieren.

Außerdem habe ich keine Probleme. Ich bin der geborene Sonnenschein. Für alle. Und eigentlich gefalle ich mir auch in der Rolle der allseits beliebten, kumpelhaften Tina. Mir erzählt jeder seine Probleme. Lena kommt nach dem klitzekleinsten Streit mit ihrem Tim sofort zu mir gesaust, während ich immer so tue, als sei bei mir alles bestens.

Von außen betrachtet, geht es mir vier Jahre nach der Trennung meiner Eltern ja auch gut. Im vergangenen Jahr bin ich sogar zum ersten Mal zur Klassensprecherin gewählt worden. Natürlich tut jeder Klassensprecher so, als würde es gar nichts bedeuten. Aber in Wirklichkeit macht mich diese Wahl stolz, ich empfinde sie als Beweis meiner Beliebtheit. Und ich kann mir nicht vorstellen, dass es irgendjemand anders sehen würde.

2

»Mal ehrlich: Ich fand Tinas Figur immer schöner als meine, sie war runder als ich, nicht moppeliger, sondern fraulicher. Allerdings haben wir nie darüber gesprochen. Figur und Gewicht waren bei uns kein Thema. Wie das mit ihren neuen Freundinnen war, weiß ich nicht. Mit denen hatte ich nichts zu tun. Die waren mir zu angeberisch, zu zickig.«

Lena, Tinas beste Freundin

In der siebten Klasse müssen wir zu Englisch eine weitere Fremdsprache hinzuwählen: Latein oder Französisch. Danach werden die Klassen neu zusammengelegt – ab sofort gibt es die *Lateiner* und die *Franzosen.*

Wie die meisten in meiner Klasse entscheide ich mich für Französisch, daher entdecke ich nach den großen Ferien in meiner neu zusammengewürfelten Klasse nur wenige neue Gesichter.

Die Jungs sind so lala, nicht besonders interessant. Aber bei den Mädchen gibt es zwei, die mir sofort gefallen: Sarah und Nicky. Während wir anderen Mädchen unsere Klamotten noch hauptsächlich nach dem Kriterium *praktisch und preiswert* zusammenstellen, wissen die beiden ganz genau, was *in* ist – und tragen auch nur das. Angesagt sind gerade vor allem *Miss-Sixty*-Jeans und *Lacoste*-T-Shirts. Sarah und Nicky lesen regelmäßig die *Instyle,* studieren die Abnehmtipps in verschiedenen anderen Frauenzeitschriften, achten genau darauf, was sie essen und was nicht, und schwärmen für Christina Aguilera, Britney Spears und natürlich die süßen Jungs von Blue. Wie ich! Immerhin das habe ich mit ihnen gemeinsam.

Die beiden sind einfach cool. Groß, schlank und lässig. Nicht so klein und süß wie Lena. Viel erwachsener. So wäre ich auch gerne.

Und obwohl ich auf den ersten Blick ganz anders aussehe als sie, scheinen sie sich auch für mich zu interessieren. Wow!

Zuerst verbringen wir nur die Pausen miteinander, quatschen über Lehrer, ein paar Pausen später dann über Jungs und ziemlich schnell sind wir drei unzertrennlich. Okay, manchmal bin ich auch noch mit Lena zusammen. Aber da sie sich nicht so gut mit meinen neuen Freundinnen versteht, ist das für mich immer etwas schwierig. Dann möchte ich Lena zwar nicht vor den Kopf stoßen, wäre aber eigentlich doch lieber bei Nicky und Sarah.

Auch nach Unterrichtsschluss stehen wir oft noch zusammen vor der Schule und reden und reden. Warum sollte ich auch nach Hause gehen? Da wartet sowieso niemand auf mich.

Manchmal komme ich mir neben Sarah und Nicky allerdings auch komisch vor. Das Gefühl, viel kleiner und unreifer zu wirken, wird leider optisch noch durch den Babyspeck in meinem Gesicht verstärkt. Wie fest betoniert hängt er an meinen Wangen und lässt mich jünger und vor allem molliger aussehen, als ich eigentlich bin. Mal ehrlich, ich trage Größe 38, bin 1,73 Meter groß und wiege 68 Kilogramm – das ist nicht superschlank, aber doch auch nicht dick. Im Vergleich zu Sarah und Nicky schneide ich trotzdem nicht so gut ab: Die beiden passen locker in eine 34. Sie haben markante Gesichtszüge mit hohen Wangenknochen und endlos lange, schlanke Beine, die meist in engen, coolen Miss-Sixties stecken.

Einmal beiße ich gerade in ein Schokocroissant, als Sarah einen Apfel an ihrer Jeans sauber reibt und mich dann plötzlich fragt: »Benutzt du eigentlich eine Wimpernzange?«

»Nö!«, entgegne ich lässig, ohne zuzugeben, dass ich von einem solchen Gerät noch nie etwas gehört habe.

»Dann hast du aber sensationelle Wimpern. Wow!«, staunt sie und klimpert mit ihren eigenen Mascara- und Kajalschweren Lidern. »Schau mal, was Tina für Wimpern hat. Ohne Wimpernzange!«, ruft sie Nicky über den halben Schulhof zu, die sofort angeeilt kommt, als würden mir die Wimpern im nächsten Moment ausfallen.

»Oh!«, haucht Nicky ehrfürchtig und nickt dann bewundernd: »Hast du ein Glück! Die sind ja wie angeklebt.«

Ich strahle und beschließe, meine Wimpern von nun an stärker zu betonen. Wenig später beginne ich auch, mir gelegentlich die Fingernägel zu lackieren, und ich verbanne die Kleidungsstücke, die nur praktisch und völlig aus der Mode sind, aus meinem Kleiderschrank.

Sarah und Nicky schlagen mir die Brücke in eine ganz neue Welt: in die Schummel-Mädchenwelt, in der es vor allem darum geht, so gut wie möglich auszusehen. Ich lerne, wie man Mund und Augen größer schminkt, den Busen üppiger wirken lässt. Meine neuen Freundinnen bringen mir bei, welche Klamotten ich tragen muss und was überhaupt nicht geht, was den Po kleiner und die Beine länger wirken lässt. Überhaupt höre ich zum ersten Mal, WIE wichtig es ist, einen kleinen Po und lange Beine zu haben, wenn einen die Jungs gut finden sollen. Bald stelle ich fest, dass es anstrengend ist, ein Mädchen zu sein. So ungeschminkt und ungestylt wie bisher traue ich mich zumindest nicht mehr auf die Straße.

Da Schminke in allen Farben und Varianten ohnehin bei uns zu Hause herumliegt, stellt zumindest das Make-up kein Problem für mich dar. Aber ich brauche dringend neue Klamotten. Und zwar zuallererst eine Miss-Sixty-Jeans. Als meine Mutter hört, was eine solche Hose kostet, schluckt sie: »Das sind ja fast 300 Mark für eine Jeans!« Mir geht diese Euro-in-D-Mark-Umrechnerei auf die Nerven. Miss Sixties kosten eben so viel. Außerdem werde ich sie hüten wie einen Schatz, erkläre ich ihr.

Da ich bislang selten solche besonderen Wünsche geäußert habe und meine Mutter sich eigentlich auch freut, mir diesen Wunsch erfüllen zu können, stehen wir am nächsten freien Samstag in einem angesagten Klamottenladen in der Hamburger Innenstadt.

»Welche Jeansgröße hast du denn?«, fragt die Kaugummi kauende Verkäuferin. »Also normalerweise trage ich eine 38«, antworte ich schüchtern. »Dann probier mal die«, sagt sie und reicht mir eine schmale Röhre in Größe 28. Die Waschung ist super. Ich verschwinde in die Kabine und bin auf einmal richtig aufgeregt. Leider merke ich schon an der Wade, dass es eng wird. Am Oberschenkel ist dann Schluss. Enttäuscht zerre ich den Jeansstoff vom Bein und reiche die Hose aus der Kabine. »Ja, die Miss Sixty ist sehr schmal geschnitten. Das ist eher was für schlankere Mädchen. Sollen wir es mal mit *Replay* versuchen? Die sind weiter!«, schlägt die Verkäuferin vor, die selbst vermutlich höchstens Größe 26 trägt.

»Nein, Miss Sixty!«, fordere ich bestimmt, woraufhin ich eine Größe 29 durch den schützenden Vorhang gereicht bekomme: An den Waden ist's eng, an den Oberschenkeln wird's kritisch, aber es klappt und über meinen Po rutscht meine neue Traumjeans problemlos. Hurra! Freudestrahlend trete ich aus der Kabine, um mich meiner Mutter zu präsentieren. »Na ja, ganz vorteilhaft sitzt die nicht«, bemerkt sie vorsichtig, aber die Verkäuferin fährt ihr über den Mund: »Jeans weiten sich noch. Die sitzt schon richtig.« Und für mich sitzt sie sowieso richtig! Meine erste Miss Sixty! Damit werde ich Sarah und Nicky am Montag in der Schule überraschen.

Meine Mutter spendiert mir sogar noch ein passendes Oberteil und anschließend einen riesigen Eisbecher in einem schönen Café an der Alster. »Ich liebe unsere Hamburg-Ausflüge«, lache ich und genieße mein Eis. Meine Mutter sieht sehr zufrieden aus. Ihr geht es gut, wenn es mir gut geht, denke ich, und mir geht es gut, wenn es ihr gut geht.

Seit Sarah und Nicky in mein Leben getreten sind, verschieben sich meine Interessen: vom Reiten zum Schminken und vom Fußballspielen zum In-Zeitschriften-Blättern. Lena hat einen neuen Freund und ist ohnehin schwer abgelenkt, sodass es zwischen uns nicht zu Eifersuchtsdramen oder anderen Krisen kommt. Wenn wir uns sehen, freuen wir uns. Und wenn wir uns nicht sehen, haben wir keine große Sehnsucht nacheinander. Wir leben uns auseinander.

Ich verbringe meine Nachmittage mit Sarah und Nicky, im Schwimmbad, im Jugendzentrum, das zu unserer Schule gehört, und neuerdings auch beim Tennis, weil ich unbedingt verhindern möchte, dass ich völlig aus dem Leim gehe. Mir reicht es jetzt schon mit meiner Größe 29, mehr soll es auf keinen Fall werden! Außerdem spielt Sarah auch Tennis.

Das Jugendzentrum ist ein beliebter Treffpunkt nicht nur für die Schüler aus dem Gymnasium, sondern auch für viele Leute aus der Real- und Hauptschule. Meist spielen Sarah, Nicky und ich Kicker oder Billard oder wir sitzen einfach draußen in der Sonne und quatschen. Seltener über Schule, sehr häufig über Klamotten, Schminke und Figurfragen, aber am allerhäufigsten über Jungs. Wir können ewig darüber diskutieren, wen wir süß finden und wer in wen verliebt ist.

Zum ersten Mal gefällt mir auch ein Junge: Boris. Er ist schon in der achten Klasse. Allerdings geht er nicht aufs Gymnasium, sondern in die Realschule. Leider kennen wir ihn nur vom Sehen. Die einzigen Infos, die meine Freundinnen und ich über ihn haben, sind Name, Klasse und dass er sehr erfolgreich Fußball spielt. Er hat leichte O-Beine (die bei ihm aber irgendwie sexy aussehen!) und süß zerzauste dunkelbraune Haare. Und natürlich bin ich nicht die Einzige, die heimlich für Boris schwärmt; ungefähr die Hälfte aller Mädchen im Jugendklub findet ihn gut – darunter auch Sarah und Nicky.

Als wir ihn mal wieder im Jugendzentrum beim Fußballspielen beobachten, kommt er ganz plötzlich auf mich zu und fragt, ob ich mit ihm und den anderen Jungs kicken möchte. Er hat mich angesprochen, ausgerechnet mich! Begeistert springe ich auf, lächele und nicke. Offenbar ist ihm aufgefallen, dass ich oft mit den anderen Jungs Fußball gespielt habe, sonst hätte er mich wohl nicht dazugeholt. Oder haben noch dringend Mitspieler gefehlt, sodass die Frage quasi eine Verzweiflungstat war? Ich sehe mich um. Nein, denke ich, sie hätten auch gut ohne mich spielen können. Also freue ich mich über die Einladung und noch mehr darüber, dass er mir im Spiel gelegentlich zulächelt.

Beflügelt durch meine Hochstimmung und angestachelt von meinen aufgekratzten Freundinnen, traue ich mich sogar, ihn zu fragen, ob er am Abend zu Sarah kommen mag. Ihre Eltern sind nicht zu Hause – die perfekte Gelegenheit für eine spontane Party. Ich bin völlig durcheinander, als er tatsächlich zusagt. Wir werden den Abend mit dem süßesten Jungen des Schulzentrums verbringen – wow!

Den ganzen Nachmittag überlege ich mir, welche Fragen ich Boris bei *Wahrheit oder Pflicht,* dem im Moment angesagtesten Partyspiel, stellen würde. Das Ganze beschäftigt mich viel mehr als das Kleiderproblem, das Sarah und Nicky ganz offensichtlich am meisten zu schaffen macht. Kein Wunder – bei der Auswahl! Neidisch beobachte ich, wie die beiden Sarahs prall gefüllten Kleiderschrank auf den Kopf stellen bei ihrer Suche nach dem perfekten Abend-Outfit. Es darf nicht so aussehen, als hätte man sich extra in Schale geworfen, muss irgendwie lässig, aber trotzdem umwerfend aussehen . . . Dabei sehen die beiden doch in allem schön aus!

Nicky hat vorsichtshalber zusätzlich alle ihre Lieblingsklamotten in einer riesigen Reisetasche mitgebracht. Dagegen ist meine Klamottenauswahl eher übersichtlich: vor mir liegen meine Miss-Sixty-Jeans und ein neues Polohemd. Ich beobachte, wie meine Freundinnen sich kichernd ihre schönen Kleider vorführen, gegenseitig tauschen und Komplimente machen, und tue so, als wäre es mir ganz egal, dass sie mich nicht einmal fragen, ob ich auch mal etwas von ihnen anprobieren möchte. Dabei könnte ich in ihre T-Shirts vielleicht sogar reinpassen. Wobei, wenn ich mir das bisschen Stoff so anschaue: wohl eher doch nicht. Plötzlich fühle ich mich ausgeschlossen.

Doch dann dreht Sarah sich zu mir um und nimmt mich endlich wieder wahr: »Ruf du mal die anderen an«, schlägt sie vor und schiebt mir gleichzeitig die Telefonliste unserer Klasse rüber. Schließlich wollen wir noch mehr Leute einladen, damit wir heute Abend nicht alleine mit Boris dasitzen. Dann wüsste er ja gleich, was los ist.

Während ich also telefoniere, drängen sich Sarah und Nicky vor dem Spiegel. Ich höre sie klappern und kichern und bin froh, als ich die wichtigsten Leute erreicht habe. Inzwischen haben meine Freundinnen mit dem Schminken begonnen, stelle ich erleichtert fest. Ganz selbstverständlich greife ich nach Nickys Wimpernzange. Als ich mich so nah wie möglich zum Spiegel beuge, quengelt Sarah: »Mach dich nicht so dick!«

Und Nicky setzt noch eins drauf: »Tina ist nun mal ein bisschen breiter.« Sie kichern. Ich weiß, dass sie das nicht böse, sondern eher als Scherz gemeint haben, aber ich bin trotzdem verletzt. Natürlich wäre ich auch lieber so schlank wie sie! Schon ihre Arme sind deutlich graziler als meine. Nicht der kleinste Speckring ist über dem Bund der Jeans zu sehen. Ihre Gesichter sind frei von Babyspeck. Und sie tragen Jeansgröße 27. Keine 29 wie ich. Aber mal wieder lasse ich mir meine Gefühle nicht anmerken, sondern lache laut mit.

Wir stehen noch eine ganze Weile vor dem Spiegel, ich probiere zig verschiedene Frisuren aus, ehe ich mich für eine Hochsteckfrisur entscheide. Damit kann ich meine neuen

Freundinnen beeindrucken – so etwas kriegen die nämlich nicht hin.

Danach kümmern wir uns um das Essen, schleppen Knabberzeug, Gläser und ein paar Flaschen Cola in Sarahs Zimmer. Bei Sarah gibt es offenbar nur Cola oder Limo. Dabei macht sie doch immer so ein Theater um ihre Figur!?

Wenig später klingelt es zum ersten Mal. Sven, Linus und David kommen. Sie bringen Schokolinsen und Flips mit. Auch die anderen haben alle etwas dabei: süße Getränke, Schokolade, Gummibärchen. Boris zieht sogar kleine Schnapsflaschen aus seiner Tasche. Das gehört zu einem *Wahrheit-oder-Pflicht*-Spiel dazu, meint er.

Und schon bald sind wir mittendrin: Ausgerechnet Sarah erwischt es gleich in der ersten Runde, sie muss einen von Boris' Kurzen austrinken. Angewidert schluckt sie das Zeug herunter, obwohl ich ihr ansehe, dass sie das Spiel am liebsten sofort beenden würde. Aber wahrscheinlich traut sie sich in Gegenwart von Boris einfach nicht, etwas zu sagen.

Mir bleibt der Alkohol in der Pflichtrunde erspart. Stattdessen muss ich bei den Nachbarn klingeln und nach Kondomen fragen. Das Schlimme ist: Die kennen mich. Und zwar nicht nur mich, sondern auch meine Mutter und meine Großeltern. Das ist echt peinlich. Vor Scham klopft mein Herz mindestens mit der Frequenz eines Maschinengewehrs, ich muss kichern, mir kommen die Tränen, mir wird übel. Alles durcheinander. Trotzdem: Ich kneife nicht – schließlich weiß ich, dass sich die anderen hinter der Koniferen-Hecke versteckt halten und mich beobachten.

Zurück bei Sarah öffne ich erst mal eine Tüte Schokolinsen. Lecker! Meine Lieblingssüßigkeit! Da schaffe ich locker eine Tüte alleine. Am weiteren Verlauf des Spiels nehme ich nur halbherzig teil – bis Boris an der Reihe ist. Ausgerechnet die brave Matylda darf ihn etwas fragen. Mist!

Zu meiner Überraschung macht Matylda ihre Sache aber gar nicht schlecht: »Welches Mädchen hier im Raum würdest du am liebsten küssen?« Ich halte einen Moment lang vor Überraschung die Luft an – und sehe aus dem Augenwinkel, dass Sarah und Nicky ganz ähnlich reagieren. Matylda hat definitiv DIE Frage des Abends gestellt! Angespannt lauern alle Mädchen auf die Antwort. Natürlich versuchen wir dabei, so unbeteiligt wie möglich auszusehen – keine von uns guckt Boris jetzt an. Ich vergesse sogar kurz die Schokolinsen auf meinem Schoß. Und? Und? Boris überlegt. Macht er das extra oder weiß er es wirklich nicht?

Und endlich: »Sarah . . . nein, Tina würde ich am liebsten küssen«, sagt er zögernd. Fassungslos starre ich ihn an. Fassungslos starren mich die anderen Mädchen an. Ich weiß genau, was sie jetzt denken: ausgerechnet die pummelige Tina! Ha! Plötzlich durchströmt mich ein warmes Gefühl. Ich bin stolz. Und glücklich.

Linus drängelt zum Weiterspielen, aber wir Mädchen müssen diese Nachricht erst mal verdauen. Eigentlich könnten wir jetzt geschlossen das Spiel beenden. Die entscheidende Frage ist geklärt. Wimpernzange, Nagellack und Miss Sixty sei Dank!, jubiliere ich innerlich.

Wenige Partys später passiert es dann tatsächlich: Boris und ich küssen uns. Ich schwebe, tanze. Verliebt sein ist sooo schön! Als ich Lena zufällig am Tag danach auf dem Schulhof treffe, sprudelt die Neuigkeit aus mir heraus und sie erfährt als Erste von meinem Glück.

»Boris, echt? Der aus der Achten?«, fragt sie erstaunt und ich runzele die Stirn. Warum reagiert sie denn so komisch?

»Ja, DER Boris«, bestätige ich stolz.

Sie guckt mich etwas zerknirscht an. Was soll das? Vorsichtig fragt sie: »Und ... du meinst, dass er auch in dich verliebt ist?«

»Natürlich!« Ich bin gekränkt: »Na und? Warum freust du dich denn nicht einfach für mich? Traust du mir etwa nicht zu, dass sich einer wie Boris für mich interessieren könnte?«

»Doch schon«, stammelt Lena. Sie ringt nach Worten: »Nur ehrlich gesagt, kenne ich ganz viele Mädchen, die er schon geküsst hat. Auch in der letzten Zeit. Weißt du, genau genommen gibt es, glaube ich, kaum ein hübsches Mädchen an der Schule, das er noch nicht geküsst hat. Mit Ausnahme von mir«, beeilt sie sich, noch hinterherzuschieben.

Entsetzt starre ich sie an. Lena würde mich nie anlügen, da bin ich mir ganz sicher. Und so stürze ich ziemlich unsanft vom siebten Himmel auf den grauen Asphalt unseres Schulhofs.

Das stärkste Gefühl in mir ist Scham. Ich könnte natürlich auch sauer auf Boris sein, aber das kommt erst viel später. Zuallererst sind mir mein albernes Verknalltsein, mein Stolz darauf, vermeintlich mit dem tollsten Typen der Schule zusammen zu sein, einfach nur peinlich. Ich komme mir vor wie der letzte Idiot. Ganz schön naiv! Wie habe ich auch glauben können, dass sich so einer ausgerechnet mich aussucht? Frau Pausbacke. Das Moppelchen.

Lena streichelt mitfühlend meinen Arm. Plötzlich bin ich sehr froh, dass ich es bis jetzt nur ihr und nicht Sarah und Nicky erzählt habe. Denen kann ich das Ganze jetzt noch als harmlose Knutscherei verkaufen und Lena wird die peinliche

Aktion bestimmt nicht weitererzählen. Ich tue ihr leid, das sehe ich ihr an. Mir selbst tue ich auch leid. Vor allem ärgere ich mich über meine eigene Dummheit.

Es dauert glücklicherweise etwas länger, bis sich Boris' Wahllosigkeit im Umgang mit Mädchen auch bei uns im Gymnasium herumspricht. Sarah und Nicky sind sich sofort einig, dass man sich *da ja nicht einreihen müsse*. In Wahrheit sind sie nur sauer, dass er mit ihnen nicht geknutscht hat, vermute ich.

Ich rede mir ein, dass Boris ohnehin nicht so toll ist. Wer steht schon auf Fußballer mit O-Beinen? Wenn ich allerdings ehrlich in mich hineinhorche, bin ich noch immer verletzt. Und wenn ich ihm begegne, klopft mein Herz wie verrückt. Blödes Herz! Blöder Boris!

Plötzlich kann ich verstehen, wie meine Mutter sich gefühlt haben muss, als sie erfahren hat, dass mein Vater sie betrügt. Das war sicher noch 1000-mal schlimmer als das, was ich gerade durchmache! Kein Wunder, dass sie sich damals sofort hat scheiden lassen und den Kontakt zu ihm abgebrochen hat. Glücklicherweise geht es ihr heute besser. Hoffe ich zumindest. Obwohl wir uns so nahestehen, unterhalten wir uns eigentlich nicht oft darüber, wie es uns beiden gerade geht. Zumindest nicht ehrlich. Also ich würde bestimmte Dinge einfach nicht erzählen, weil sie mir entweder peinlich sind oder weil ich meine Mutter nicht beunruhigen möchte. Und meine Mutter hält das wahrscheinlich genauso.

Manchmal habe ich ein schlechtes Gewissen, weil ich mittlerweile tagsüber viel unterwegs und auch an den Wochenenden nicht mehr so oft zu Hause bin wie früher. Aber Mama scheint trotzdem zufrieden zu sein. Meistens macht sie es sich abends mit etwas Leckerem zu trinken und zu knabbern vor dem Fernseher gemütlich. Manchmal gucken wir auch zusammen fern – am liebsten *Gute Zeiten, schlechte Zeiten.*

Bei einem solchen Mutter-Tochter-Fernsehabend habe ich sie mal gefragt, ob sie nicht gerne wieder einen Mann hätte. Sie hat gelächelt und gesagt, sie sei glücklich, so wie es ist. Ich weiß nicht, ob das stimmt. Aber ich weiß für mich: Ich bin nicht glücklich, so wie es ist. Ich hätte gerne einen Freund.

Andererseits kann ich nachvollziehen, wenn mich keiner haben will. Ich mag meinen Körper ja selbst nicht. Vor allem neben Sarah und Nicky fühle ich mich nach wie vor völlig unattraktiv. Dabei werde ich vielleicht sogar genauso oft angeguckt wie sie. Der Unterschied ist nur: Während die beiden ganz selbstverständlich davon ausgehen, dass die Jungs ihnen hinterherschauen, weil sie sich selbst schön und sexy finden, sehe ich mich ganz anders. Ich finde mich nett, aber nicht besonders hübsch. Mal abgesehen von meinen Haaren. Und meinen Augen, die mag ich auch.

Bei solchen Gedanken fällt mir dann meist gleich auch noch Boris ein – der wollte mich auch nicht wirklich. Es dauert länger, bis er endlich vergessen ist. Und dabei hilft mir ausgerechnet der Konfirmandenunterricht. Also indirekt. Erst bin ich gar nicht begeistert, ein ganzes Jahr lang Zeit dafür zu opfern, in der Bibel zu lesen. Aber schon in der ersten Gruppenstunde lerne ich Paul kennen und bald wird das Konfirmandentreffen zum Höhepunkt meiner Woche.

Wenn Paul lacht, bekommt er kleine Grübchen. Und er lacht viel! Und so nett, dass Pfarrer Helmy ihm nichts übel nehmen kann, sondern meistens mitlacht, wenn Paul wieder irgendetwas anstellt. Ein paar Mal habe ich ihn schon dabei erwischt, dass er mich angeschaut hat, wenn er das Gefühl hatte, dass ich seine Blicke nicht bemerke. Bemerke ich aber, weil ich selbst häufig zu ihm rübergucke. Manchmal treffen sich dann unsere Blicke und wir lächeln uns an. Das macht den Konfirmandenunterricht zu einer spannenden Angelegenheit. Und zu einer anstrengenden. Jedes Mal beratschlage ich nämlich vorher länger mit meinen Mädels, was ich anziehen solle. Dank Sarahs und Nickys Shopping-Beratung habe ich inzwischen einige coole Klamotten mehr im Schrank als nur eine Jeans und ein Polohemd. Auch wenn ich finde, dass die bei mir nie so gut aussehen wie an meinen schlanken Freundinnen. Dabei spielt Sarah doch auch bloß Tennis! Oft mustere ich heimlich ihre langen braun gebrannten, muskulösen Beine. Warum hat der Sport bei ihr so andere Auswirkungen als bei mir?

Da meine neuen Freundinnen in einem anderen Dorf wohnen als ich, Lena und ich uns nur noch zuwinken, wenn wir uns in der Schule zufällig über den Weg laufen, und das Jugendzentrum an Reiz verloren hat, bin ich nachmittags häufiger alleine. Meist gehe ich nach der Schule nach unten zu meinen Großeltern, esse mit ihnen und setze mich anschließend hoch in mein Zimmer, um zu lesen, Musik zu hören oder in irgendwelchen Zeitungen zu blättern, während ich darauf warte, dass meine Mutter endlich von der Arbeit kommt.

Sobald sie dann abends die Tür aufschließt, sause ich in den Flur: »Hi, Mum!«, strahle ich sie dann an und sie lacht zurück. Das scheint so etwas wie ein unausgesprochenes Familienprinzip zu sein: Über mögliche Probleme oder unangenehme Themen einfach hinwegzulächeln. Und so wird es zwischen uns auch kaum thematisiert, dass ich nach und nach einen zunehmend intensiveren Kontakt zu meinem Vater aufbaue: Erst telefonieren wir nur alle zwei Wochen, dann treffen wir uns auch mal wieder. Ich begegne seiner Freundin, die ich plötzlich gar nicht mehr so unsympathisch und unattraktiv finde, und Mama lässt sich nichts anmerken. Wahrscheinlich findet sie es nach ein paar Jahren Abstand auch einfach nicht mehr so schlimm, wenn ich Zeit mit ihrem Ex und seiner neuen Frau verbringe.

Nach außen hin beginnen entspannte Zeiten im Hause Helmis – dabei fängt das Drama nun gerade erst an.

3

»Besonders gefährdet sind Mädchen, die zu Hause sehr brav, sehr angepasst, sehr wohlerzogen sind, Mädchen, die nie rebellieren – sogar in der Pubertät nicht. Sie sind nicht in der Lage, ihre Gefühle und Bedürfnisse zu äußern. Der einzige Widerstand, den sie dann leisten, ist der, nicht zu essen.«

Dr. Vitus Irrgang, Chefarzt der Ananke-Klinik für Essstörungen

Unzufrieden stehe ich vor dem Spiegel im Badezimmer. Ich ekele mich so sehr vor meinem Körper, dass ich mich mittlerweile nicht einmal mehr eincremen mag. Obwohl ich regelmäßig Tennis spiele, sieht mein Körper alles andere als attraktiv aus. Ich habe eher das Gefühl, er würde noch breiter werden, was wahrscheinlich an den neuen Muskeln liegt, die ich durch den Sport bekommen habe. Wenn ich mein Bein beuge, sehe ich sie sogar. Nur am Bauch ist von Muskeln keine Spur – er bleibt unverändert schwabbelig. Missmutig kneife ich in die Rolle, die entsteht, wenn ich mich nach vorne beuge. Da geht nichts runter! Ich blase meine Babyspeck-Backen auf – sieht noch blöder aus! Ich fühle mich fett, eklig, unattraktiv und schiele kurz auf unsere Waage. Beim letzten Wiegen hat sich der Zeiger noch weiter in Richtung 70 bewegt. Trotz Sport! Es ist niederschmetternd!

»Christina, kommst du endlich?«, ruft meine Mutter aus dem Flur. Als ich die Tür öffne, sehe ich, dass sie sich richtig in Schale geschmissen hat. Und ich bin noch nicht einmal angezogen!

Wir wollen heute die Klamotten für meine Konfirmation kaufen, aber ich habe eigentlich überhaupt keine Lust – und drei Gründe dafür: erstens gehe ich ohnehin nicht mehr gerne einkaufen, weil mich meine Riesenkleidergröße zunehmend nervt und ich es hasse, von anderen beim Anprobieren beobachtet zu werden, zweitens möchte ich aber unbedingt Paul gut gefallen und drittens werde ich mir die Bilder dieser Veranstaltung mein Leben lang immer mal wieder ansehen. Ich muss also unbedingt sensationell gut aussehen. Und das fällt mir bei meinen ausgeprägten Rundungen gerade eher schwer. Neulich hat mich sogar ein Junge aus meiner Klasse *Pummelchen* genannt. Horror!

Ich habe es satt, mit diesem Körper herumzulaufen! Ich möchte nicht spüren, wie meine Oberschenkel beim Gehen aneinanderreiben und der Bauch Falten schlägt, sobald ich mich setze. Ich bin 14 Jahre alt, ich will keinen Babyspeck mehr mit mir herumtragen, will nicht länger pummelig, kumpelhaft, freundlich, langweilig sein. Ich will so schlank sein wie Sarah und Nicky. In die beiden sind ständig irgendwelche Jungs verliebt – sogar aus den höheren Klassen. Ich will auch bewundert werden. Am liebsten wäre ich jemand anderes.

Um mir eine Freude zu machen, verspricht Mama, dass ich mir für die Konfirmation aussuchen darf, was ich will, ohne auf den Preis zu achten. »Wir finden bestimmt etwas Schönes«, sagt sie.

Ich weiß schon ungefähr, was ich haben möchte: ein Nadelstreifenkostüm (macht schön schlank) und hohe Pumps (machen lange Beine).

Zuerst fahren wir in ein Einkaufszentrum in der Nähe. Hamburg heben wir uns für den Fall auf, dass der Einkauf doch schwieriger und eine größere Geschäfte-Auswahl nötig werden sollten . . . Aber wir haben Glück und müssen gar nicht lange suchen – schon in einem der ersten Läden finden wir sogar ziemlich genau das, was ich mir gewünscht habe: tolle italienische Pumps und einen schicken Zweiteiler, bestehend aus Rock und Blazer. In dem Ding sehe sogar ich fast schlank aus! Ich glaube, ich habe mich selten so schön gefunden. Allerdings kneift der Rock ein wenig am Bauch; auf der Feier werde ich beim Hinsetzen wohl versuchen müssen, unauffällig den Knopf zu öffnen.

Der knallenge Rock in meiner Tüte ist schuld daran, dass ich nach dem Einkauf Mamas Einladung, mit ihr noch einen Eisbecher essen zu gehen, ablehne. Mir tut es fast ein bisschen leid, auf dieses Shopping-Ritual zu verzichten, aber ich bleibe tapfer: »Ich habe keinen Appetit, nur Durst. Lass uns doch einfach nur ein Wasser trinken!« Erstaunt willigt meine Mutter ein. Sie bestellt sich einen Cappuccino und ich mir ein stilles Wasser. Meine Mädels wären stolz auf mich, denke ich und spüre im selben Moment, dass ich selbst ganz stolz auf mich bin. Ein warmes Gefühl der Freude steigt in mir auf. Das ist ja gar nicht so schwer!

Gut gelaunt hake ich mich später auf dem Weg zum Auto bei meiner Mama unter. Ich werde bis zur Konfirmation einfach ein bisschen abnehmen, beschließe ich plötzlich. Mindestens so viel, dass mein neues Kostüm nicht mehr kneift. Der Gedanke fühlt sich gut an.

Mama strahlt. Sie denkt sicher, ich würde mich über mein neues Outfit so freuen. Aber das ist es nicht: Ich bin glücklich, weil ich mir gerade vorstelle, wie ich an meiner Konfirmation aussehen werde. Und wie die anderen staunen werden. Und ich kenne mich: Wenn ich mir etwas in den Kopf setze, dann ziehe ich es auch durch.

Am nächsten Morgen stehe ich vor dem Badezimmerspiegel und pikse mir mit dem Zeigefinger in den Bauch: »Du kommst weg!«, sage ich zu dem Speckröllchen, das sich über dem Jeansbund wölbt. Und dann schaue ich in den Spiegel und kneife in meine Backen. Die verschwinden hoffentlich auch, wenn ich ein wenig abnehme. Ich überlege, wie mein Gesicht ohne den nervigen Babyspeck aussehen würde. Definitiv besser als jetzt: Meine blonden Haare, die großen grasgrünen Augen, meine kleine Nase – all das wird erst richtig zur Geltung kommen, wenn ich diese Hamsterbacken los bin! Wieder spüre ich das warme Gefühl in mir aufsteigen. Im Spiegel lächele ich mich an. Ich bin fest entschlossen, endlich etwas in meinem Leben zu ändern. Drei Monate habe ich noch bis zu meiner Konfirmation, hoffentlich geht es schnell genug, damit man bis dahin schon etwas sieht.

An diesem Morgen packe ich mir selbst mein Schulfrühstück ein: Ich lasse das süße Brötchen weg und nehme stattdessen nur einen Apfel. Das muss reichen. Schließlich essen Sarah und Nicky auch nicht viel mehr – und die tragen Jeansgröße 27. Meine Traumgröße!

Ich bemühe mich, das Magenknurren zu ignorieren, das mich beinahe den ganzen Schultag über plagt. Wie lästig!

Und peinlich. Ich kann mich kaum auf den Unterricht konzentrieren. Außerdem krampft mein Bauch sich dauernd zusammen und mir ist ganz schlecht. Vielleicht muss ich meine Ernährung langsamer umstellen?

Auf dem Weg von der Schule nach Hause radele ich an einem Kiosk vorbei. In den Frauenzeitschriften steht doch immer, wie man am besten abnimmt – eigentlich in jeder Ausgabe. Ich entscheide mich für eine Zeitschrift mit der vielversprechenden Schlagzeile *Vier Pfund in zwei Wochen.* Klingt super, das wären bis zu meiner Konfirmation zwölf Kilo. Na ja, so viel muss es ja gar nicht werden, dann würde ich ja sogar weniger wiegen als Sarah und Nicky. Allerdings würde es jeder auch sofort sehen. Ich werde ganz aufgeregt bei dem Gedanken. Eine schlanke, hübsche Tina.

Dass es irgendwann nicht nur zwölf Kilo weniger, sondern mehr als 30 Kilo werden, ist in diesem Moment für mich noch unvorstellbar . . .

In der Zeitschrift steht, dass man seine Ernährungsumstellung mit Sport unterstützen soll. 200 Kalorien verbrenne ich zum Beispiel bei 15 Minuten Inline-Skaten. Klingt total leicht; da schaffe ich locker eine Stunde! Oder sogar mehr! Das wären dann 800 Kalorien. 800! Wahnsinn! Sofort schlüpfe ich in meine Inliner und gehe vorsichtig unsere schmale Wendeltreppe nach unten, wobei ich ängstlich das Treppengeländer umklammere. Dann noch über die unebenen Gehwegplatten und los geht's!

»Tina!«, ruft plötzlich meine Oma aus ihrer Haustür: »Kommst du heute gar nicht zum Essen?«

»Nein, ich habe schon mit meinen Freundinnen gegessen«, schwindele ich spontan, woraufhin mein Bauch wütend knurrt. Ich ignoriere ihn, der soll erst mal seine Fettreserven aufbrauchen.

»Dann bis später!« Meine Oma winkt mir zu und ich habe plötzlich ein schlechtes Gewissen, nicht ehrlich gewesen zu sein, aber andererseits muss ich doch nicht jedem gleich meine Diät-Idee unter die Nase reiben. Ich bin ja selbst noch gar nicht sicher, ob ich das auch wirklich schaffe. Nachher muss ich mich vor allen rechtfertigen, wenn ich nicht durchhalte. Außerdem hätten meine Großeltern bestimmt nicht viel Verständnis für meinen Plan. Sie sind zwar selbst beide schlank, aber sie machen sich nicht viele Gedanken darum. Die haben's gut.

Und auf Diskussionen habe ich jetzt überhaupt keine Lust.

Während ich auf acht Rollen durch den Ort sause, vergesse ich meinen knurrenden Magen. Ich male mir aus, wie gerade in den Beinen das Fett schmilzt, der Po langsam schrumpft und mein Speckbauch verschwindet.

Als ich nach einer Stunde und 15 Minuten (1000 kcal!) wieder zu Hause ankomme, fühle ich mich super. Leider fällt meinem Magen, sobald ich mich ein bisschen erholt habe, sofort und noch viel heftiger sein Bärenhunger wieder ein. Er schreit jetzt unüberhörbar nach Nahrung. Unruhig tigere ich durch die Wohnung und schleiche mehrfach an unserem Süßigkeiten-Schrank mit den Gummibärchen und Schokolinsen vorbei. Na ja, zwei, drei Gummibärchen kann ich ja wohl essen, überlege ich und nehme mir vor, gleich mal im Internet nachzuschauen, wie viele Kalorien die haben. Eine entsprechende Tabelle finde ich schnell: etwa 350 Kalorien pro 100 Gramm. Aber wie viele Kalorien hat dann ein einziges Bärchen? Okay, das werde ich demnächst mal ausrechnen, aber jetzt lieber nicht. So hungrig, wie ich bin, sollte ich mich vielleicht besser nicht ausgerechnet mit Gummibärchen beschäftigen. Aber ich frage mich, womit ich mich sonst von meinem wahnsinnigen Hunger ablenken könnte. Mein Zimmer ist aufgeräumt, von sportlicher Betätigung habe ich für heute genug. Vielleicht könnte ich ein Glas Wasser trinken und anschließend meine Hausaufgaben machen. Die Ordner müssten auch mal wieder ordentlich sortiert werden ... Und so arbeite ich meine sämtlichen Schulunterlagen auf, bis Mama am Abend nach der Arbeit nach Hause kommt. Na endlich, jetzt gibt es Abendessen!

Für gewöhnlich essen wir abends kalt – also ganz klassisch Brot mit Aufschnitt und dazu ein bisschen Salat oder aufgeschnittene Möhren oder Gurken. Während ich den Abendbrot-Tisch decke, schaue ich mir die Nährwertangaben auf den Wurst- und Käse-Packungen an. Und kann gar nicht glauben, was ich da lese. Das meiste hat mindestens 30 Prozent Fett. 30 Prozent! Das finde ich unglaublich! Da möchte ich gar nicht wissen, wie viel Fett in Butter steckt. Das geht so nicht!

Sobald Mama sich gesetzt hat, platzt es aus mir heraus: »Mama, wir müssen uns unbedingt gesünder ernähren.« Überrascht schaut sie auf: »Wie kommst du denn jetzt darauf?« – »Ich will abnehmen!« Ich schiebe mein T-Shirt hoch, nehme meinen Bauchspeck zwischen Daumen und Zeigefinger: »Schau mal, das ist viel zu viel!«

Mama lächelt mich an: »Ich finde dich zwar schön, so, wie du bist, aber wenn du meinst.« Und als würde sie schon ahnen, was kommt, fügt sie noch hinzu: »Aber nicht zu viel!«

Ich strahle sie an. Wenn meine Mutter mitmacht, wird es für mich viel leichter. Und ganz ehrlich: Ein paar Gramm weniger würden ihr auch nicht schaden. Also machen wir jetzt beide zusammen Diät, eine Mutter-Tochter-Diät.

Motiviert radele ich am nächsten Tag zum Supermarkt, um für unser erstes kalorienreduziertes Abendessen einzukaufen. Den Tag über habe ich mich wieder gut zurückgehalten, fast nur Obst und Gemüse gegessen, nichts Süßes. Und darauf bin ich besonders stolz – ich bin beziehungsweise war nämlich eine echte Naschkatze. Nur zum Sport konnte ich mich nicht aufraffen. Dafür fahre ich ja immerhin jetzt mit dem Fahrrad zum Einkaufen. Und beim Radfahren verbraucht der Körper schließlich auch Kalorien: Etwa 100 pro 15 Minuten. Okay, das ist nicht so viel wie beim Inlinern – aber auch nicht so wenig wie beim Im-Jugendzentrum-Sitzen und Quatschen. Oder verbraucht man dabei auch Kalorien? Muss ich nachher gleich mal nachschauen ...

Plötzlich schwirren Kalorien und Fettwerte in meinem Kopf herum. Bei allem, was ich mache, stelle ich mir auf einmal vor, dass ich Energie verbrauche: Müllrausbringen ist nicht mehr Müllrausbringen, sondern 15 Stufen nach unten und 15 Stufen wieder rauflaufen – Treppensteigen verbraucht 133 Kalorien pro 15 Minuten! Einmal renne ich sogar ganze zwei Stunden lang durch unser kleines Treppenhaus, immer hoch und wieder runter, weil ich gelesen habe, dass man davon einen Knackpo bekommt.

Jeden Schritt gehe ich bewusst, denn jeder Schritt bringt mich meiner Traumfigur näher.

Ich schaffe es tatsächlich, in den folgenden Tagen konsequent auf Süßigkeiten zu verzichten, und knabbere stattdessen in den Schulpausen gemeinsam mit meinen Freundinnen

Äpfel, Birnen und – ganz neu – Reiswaffeln. Die Dinger sind rappeltrocken und bis vor zwei Wochen konnte ich nicht verstehen, wie man so was freiwillig essen kann. Aber jetzt stehen sie auf einmal täglich auf meinem Speiseplan; sie schmecken mir zwar immer noch nicht, aber immerhin verhindern sie, dass mein Magen permanent knurrt. Und was das Beste daran ist: Sie haben nur 360 Kalorien pro 100 Gramm – und so viel schafft man von diesen langweiligen Dingern eh nie.

Der Anzeiger auf der Waage wandert stetig weiter nach links. Es klappt! Am liebsten würde ich schon nach ein paar Tagen meinen Konfirmationsrock anprobieren, um zu prüfen, ob der noch kneift, habe aber Angst, das könnte tatsächlich der Fall sein und meine Motivation zerstören. Immer wieder pikse ich mir in den Bauch, wenn ich mich unbeobachtet fühle: »Das Fett muss weg.«

Meine Mutter unterstützt mich beim Abnehmen. Statt Süßigkeiten stehen bei unseren Fernsehabenden plötzlich Obst- und Gemüseteller auf dem Tisch. Und so knabbern wir an unseren Möhrchen, während sich bei *GZSZ* schlimme Dramen abspielen. Als Jo Gerner gerade an einer besonders fiesen Intrige spinnt, sagt meine Mama plötzlich: »Du, ich hab schon über ein Kilo abgenommen.«

»Bei mir sind es schon fast zwei Kilo«, entgegne ich stolz. Und dann überlegen wir, ob es wohl reines Fett ist, was wir schon verloren haben, stellen uns vor, wie ekelhaft wir Menschen mit dem vielen Fett von innen aussehen, und müssen beide kichern. Und wieder pikse ich mir verstohlen in den Bauch, der mir jetzt allerdings schon ein ganz klein wenig flacher vorkommt.

Es ist tatsächlich so, dass sich die Veränderung zuerst am Bauch bemerkbar macht. Ich frage mich, ob es mir nicht lieber gewesen wäre, meine Pausbacken wären schneller geschrumpft. Oder meine Beine wären schlanker geworden. Aber es ist, wie es ist: Ich nehme offenbar zuallererst am Bauch ab. Na ja, immerhin nehme ich überhaupt ab. Damit ich jetzt nicht falsch verstanden werde: Ein flacherer Bauch ist toll, aber da man sowieso gerade alles hüfttief trägt, merke ich nichts davon, wenn ich mich anziehe. Hätte ich an den Beinen abgenommen, käme ich zum Beispiel besser in meine Jeans. Außerdem würden die anderen dann vielleicht endlich mal wahrnehmen, dass ich schlanker geworden bin. »Das kommt noch!«, trösten mich meine Freundinnen, die ich inzwischen in mein Vorhaben eingeweiht habe. Wobei ich mir nicht sicher bin, ob sie es ganz ehrlich meinen. Vielleicht finden sie es ja auch ganz gut, dass ich nicht so schlank bin wie sie?, denke ich mir manchmal.

Irgendetwas mit ihnen ist anders, als es mit Lena war. Lena hätte sich in so einer Situation ganz sicher für mich gefreut, Nicky und Sarah reagieren dagegen eher verhalten, wenn ich ein tolles neues Kleidungsstück trage oder sich einer der begehrteren Jungen für mich interessiert. Außerdem habe ich schon ein paar Mal mitbekommen, dass sie über mich reden, wenn ich nicht dabei bin. »Dreier-Freundschaften sind meistens schwierig«, sagt Mama. Wenigstens SIE lobt meine Abnehmerfolge.

Und ich denke eigentlich auch, dass man schon was sieht, als ich mich – etwa sechs Wochen und 2,5 Kilo nach Diät-Beginn – nackt vor dem Spiegel betrachte. Noch immer finde ich es eklig, mich einzucremen oder meinen Körper anzufassen, aber vielleicht könnte ich jetzt doch mal langsam meinen Konfirmationsrock anprobieren . . .? Aber nicht jetzt, entscheide ich schnell, jetzt muss ich zum Konfirmandenunterricht.

Ich tusche noch einmal meine langen Wimpern nach und binde meine Haare zu einem Pferdeschwanz zusammen. Das ist immer ziemlich zeitaufwendig, da es auf keinen Fall nach Hausfrauen-Zopf aussehen soll. Deshalb toupiere ich die Haare vorher an – vor allem am Hinterkopf, damit er schön rund aussieht. Genau so, wie sie es bei professionellen Fotoshootings machen.

Anschließend schlüpfe ich in meine Lieblingsjeans (die, obwohl sie frisch gewaschen ist, tatsächlich ein klein wenig lockerer sitzt. Hurra!!!), kombiniere dazu meinen Lieblingspulli und dann schwinge ich mich auf mein Rad.

Mist! Es regnet und ich muss die Kapuze über den Kopf ziehen. Toll! Das mit dem Pferdeschwanz hätte ich mir sparen können! Und das mit dem Schminken auch. Das Wasser rinnt über mein Gesicht. Ich hasse Rad fahren! Einen Moment lang habe ich richtig schlechte Laune. Aber dann denke ich: 100 Kalorien in 15 Minuten. Und: Die Hose wird mit jeder verlorenen Fettzelle weiter! Ich fahre los. Dass meine Jeans gerade klatschnass und dementsprechend beengend an meinen Beinen klebt, ist eigentlich gar nicht so schlecht, überlege ich weiter. Denn wenn der Körper friert, verbraucht er noch mehr Kalorien, um die Körpertemperatur zu halten. Na bitte! Mit solchen Gedanken lassen sich auch unser norddeutsches Schiet-Wetter und die Tatsache, dass ich bis auf die Haut durchnässt im Gemeindehaus ankommen werde, gut ertragen . . .

»Regnet's?«, fragt Paul, als er beinahe zeitgleich mit mir eintrifft, und lacht mich frech an. Sein Haar ist trocken und wie immer mit Gel gestylt. Der Herr hat sich natürlich fahren lassen!

»Sehr witzig«, gebe ich zickig zurück und versuche, mich mit meinen kalten, nassen Händen schnell wieder irgendwie in Form zu bringen. Am liebsten würde ich gleich zur Toilette stürzen, um Frisur und Make-up zu retten (falls da was zu retten ist), aber in Pauls Beisein traue ich mich das nicht. Ich tue also so, als würde es mir überhaupt nichts ausmachen, dass ich völlig zerzaust bin und vor Wasser triefe, und folge ihm in den Raum, in dem unser Konfirmationsunterricht stattfindet.

»Oh, ihr kommt zusammen«, begrüßt uns Pfarrer Helmy und lächelt herzlich. Ich verdrehe die Augen. Er macht ziemlich oft in letzter Zeit solche Anspielungen – die mir einfach nur auf die Nerven gehen. Wir sind kein Pärchen. Leider. Paul und ich sitzen zwar nebeneinander, lachen viel und verstehen uns gut. Das war's aber auch schon. Für Sarah und Nicky ist Paul schon längst kein Thema mehr – und wenn nicht bald etwas passiert, gebe ich auch auf.

Deshalb sitze ich in der folgenden Stunde auf meinem Stuhl und überlege. Matylda feiert am Wochenende eine Party; ich könnte Paul einfach fragen, ob er mitkommen mag. Dann wären wir endlich mal verabredet. Nur: Wie stelle ich das am besten an? Würde er weiter weg sitzen, könnte ich ihm einfach ein Zettelchen zuwerfen. Aber so? So könnte er schon beim Schreiben mitlesen. Und das wäre richtig peinlich. Ich grübele und grübele – bis Pfarrer Helmy den Unterricht beendet und Paul aufspringt: »Ich muss los. Bis nächste Woche!« Und zack! ist er verschwunden. Super gelaufen! Passend zu meiner Stimmung regnet es natürlich immer noch, als ich das Gemeindehaus verlasse.

Am Abend vor der Party, ich lasse gerade eine Haarkur auf meinem Kopf einwirken, wage ich mich zum ersten Mal seit dem Kauf und der Entscheidung, endlich abzunehmen, in meinen Konfirmationsdress. Der Zweiteiler hängt geschützt von einer Folie im Schrank und hat eigentlich erst in anderthalb Monaten seinen großen Auftritt. Ehrfürchtig nehme ich den Rock vom Bügel. Ganz vorsichtig, so, als würde ich gerade etwas Verbotenes tun, bei dem ich mich nicht erwischen lassen darf. Dabei bin ich ohnehin allein zu Hause und es hätte auch garantiert niemand etwas gegen das, was ich hier gerade tue. Trotzdem: Es ist irgendwie ein besonderer Moment. Und dabei soll mir niemand zuschauen. Angespannt knöpfe ich den Rock auf und schlüpfe mit den Beinen hinein. Bitte, bitte, er muss einfach passen!

Ich spüre das weiche Innenfutter an meinen Beinen, genieße das Rascheln des feinen Stoffes, und als der Rock endlich an der richtigen Stelle sitzt, gleite ich mit meinen Händen den festen Bund entlang zu dem gefürchteten Knopf. Noch kann ich gar nicht sagen, ob ich schlanker bin. Das werde ich erst feststellen, wenn sich der Knopf schließen lässt. Und ... er lässt sich tatsächlich schließen! Problemlos. Ich streichele über meinen Bauch. Drehe mich dann blitzschnell zu meinem Schreibtischstuhl um, damit ich auch den Sitztest machen kann. Jetzt wird es richtig spannend. Langsam dirigiere ich meinen Po in Richtung Sitzfläche. Sie kommt näher und näher. Und es wird enger und enger. Okay, im Sitzen spüre ich meinen Rock noch. Aber trotzdem – ich müsste den Bund nicht mehr offen stehen lassen. Ganz bestimmt nicht! Sechs Wochen Diät und 2,5 Kilo weniger haben mein Problem erledigt. Es ist zumindest kleiner geworden. Schlanker.

Gut gelaunt mache ich mich später auf den Weg zu Matyldas Party. Ja, es ist Quatsch, aber es fühlt sich an, als hätte sich in mir ein Schalter umgelegt: Von *fett* und *unzufrieden* zu *schlank* und *schön*. Endlich komme ich mir mal attraktiv vor. Ich bin so stolz auf mich, dass ich es tatsächlich geschafft habe abzunehmen. Ich hätte schon viel früher damit beginnen sollen!

Vor Matyldas Haus stehen schon Massen von Fahrrädern und einige Mofas. Wem gehören die denn? Bestimmt niemandem aus unserer Klasse. Nach längerem Suchen entdecke ich zuallerunterst die Räder von Sarah und Nicky. Prima! Meine Freundinnen sind schon da. Offenbar schon länger.

Als ich jetzt vor dem Haus stehe, bereue ich ein wenig, mich nicht mit ihnen verabredet zu haben. Ich komme nicht gern alleine zu einer Party, das ist mir immer ein bisschen unangenehm.

Deshalb suche ich drinnen zuerst nach Sarah und Nicky. Sie sitzen – natürlich! – von ein paar unbekannten Jungs umringt im Wohnzimmer. Wir begrüßen uns überschwänglich, während ich den fremden Jungs nur kurz zunicke. Sarah mustert mich von oben bis unten. »Tina, jetzt sieht man es aber echt. Toll! Du brauchst bestimmt bald eine neue Miss Sixty.« Ich bin einen Moment lang richtig sprachlos vor Freude. Sarah ist es aufgefallen! Eine kleinere Jeansgröße – schon der Gedanke daran lässt mich vor Glück fast platzen.

Als Nicky einmal kurz aufsteht, um sich ein neues Wasser zu holen, sitzt plötzlich ein süßer Junge neben mir, den ich noch nicht kenne. Er stellt sich mir als Nick vor und es ist ganz offensichtlich, dass er mit mir flirtet. Mir wird ganz flau im Magen und plötzlich kribbelt es wie verrückt. Er gefällt mir sofort. Groß, sportlich, mit etwas längeren braunen Haaren, sehr viel Witz und Lässigkeit und frech blitzenden Augen. Und das Beste: Er interessiert sich für mich. Wirklich. Wahnsinn.

Nicky guckt etwas irritiert, als sie zurückkommt und ihr Platz besetzt ist, aber Sarah winkt sie zu sich herüber. Ich brenne darauf, das außergewöhnliche Ereignis sofort mit meinen Freundinnen zu besprechen. Und es dauert nicht lange, bis Sarah als Erste aufsteht. Wie auf Kommando stürzen Nicky und ich ihr hinterher.

Als ich mich umdrehe und noch einmal zu den Jungs zurückschaue, sehe ich, dass auch sie ihre Köpfe sofort zusammenstecken. Nur Nick schaut mir nach. Er lächelt, als er meinen Blick auffängt!

Die Klotür ist noch nicht geschlossen, da platzt es schon aus mir heraus: »Der Nick ist süß, oder?« Meine Freundinnen nicken bestätigend und in Nickys Blick entdecke ich sogar eine Spur Neid.

Sarah lächelt: »Du siehst aber auch toll aus. Ganz schlank. Jetzt merkt man wirklich, dass du abgenommen hast.« Und dann nimmt sie meine Hand, damit ich mich mal ein bisschen drehe. Sarah guckt, als wäre sie für meinen Diät-Erfolg verantwortlich, und ich muss grinsen. Wow! Ich fühle mich einfach großartig. Und ich freue mich, dass zumindest Sarah sich mit mir freut.

Anschließend schlendern wir ein wenig durch das Haus, um zu schauen, was sonst noch so los ist, wobei ich Sorge habe, dass Nick verschwinden könnte, wenn ich zu lange wegbleibe. »Der wartet schon«, beruhigt mich Nicky, als sie meinen unsicheren Blick in Richtung Wohnzimmer bemerkt.

In der Küche treffen wir auf Matylda, die mir ins Ohr flüstert: »Jetzt weiß ich, warum du in der letzten Zeit so gut aussiehst! Du hast abgenommen, stimmt's?« Zur Antwort strahle ich sie nur an. Das ist die schönste Party meines Lebens! Ich schwebe!

Leider muss ich kurz vor Mitternacht zurück nach Hause schweben. »Ruf doch deine Mutter schnell an und frage, ob du nicht bei mir schlafen darfst. Dann bleiben wir einfach länger«, versucht Sarah, mich zu überreden. Aber ich schüttele nur den Kopf. So etwas mache ich nicht. Aber heute fällt es mir wirklich schwer.

Nick fragt, ob er mich am nächsten Tag mit dem Mofa abholen darf. Mofa fährt er auch noch! Das Abnehmen hat sich wirklich gelohnt, denke ich zufrieden, als ich später im Bett liege.

Am nächsten Vormittag steht er vor meiner Haustür. Nick ist zuverlässig, freundlich, okay. Und dementsprechend entwickelt sich auch unsere Beziehung: nett, aber nicht aufregend. Wir treffen uns gelegentlich, halten Händchen und knutschen. Offiziell sind wir ein Paar. Ich bin stolz, endlich mal jemanden zu haben, den ich *meinen Freund* nennen kann! Auch wenn ich weiterhin mit meinen Freundinnen nach anderen Jungs schaue. Nick ist eben nicht die große Liebe, das merke ich schnell. Aber immerhin, es ist eine Beziehung und sie hält bis zur Konfirmation.

Was mich in dieser Zeit jedoch viel mehr beschäftigt als Jungs-Geschichten, ist mein Gewicht: Nach dem Erfolg der ersten Wochen nehme ich mir vor, weiter abzunehmen.

Allerdings wird meine Diät einigermaßen erschwert durch den Umstand, dass meine Mutter bei unseren gemeinsamen Fernsehabenden schon bald wieder mit der Chipstüte raschelt, während ich brav weiter mein Gemüse knabbere. »Oh, Mama«, meckere ich manchmal mit ihr, woraufhin sie entschuldigend lächelt und dann ungerührt weiterknuspert. Typisch! Meine Mutter hat noch nie eine Diät länger als zwei Wochen durchgehalten. Für ihre Verhältnisse war sie also diesmal mit über einem Monat schon erstaunlich konsequent.

Ich verzichte weiterhin auf Süßes, esse insgesamt noch fettärmer und treibe gelegentlich Sport. Damit nehme ich etwa fünf Kilo bis zur Konfirmationsfeier ab, was mir ermöglicht, ohne eingequetschten Bauch, aber mit geschlossenem Rock an der Festtafel zu sitzen. Ich habe es geschafft! Und es war gar nicht schlimm.

Die Feier bleibt mir noch lange in Erinnerung: Meine Verwandten überschütten mich mit Komplimenten über mein Aussehen, mein Vater staunt, Paul guckt und lächelt – wie immer. Und ich genieße die Aufmerksamkeit, die mir – klar! – wegen des feierlichen Ereignisses, aber auch wegen meiner neuen Figur zuteil wird. Eine Aufmerksamkeit wie in meinen Tagträumereien vom Beliebt-und-perfekt-Sein, die ich am liebsten immer bekäme.

Nur als ich meine Konfirmationsfotos anschaue, wird mir übel. Es ist vor allem ein Bild von meinem Gesicht, das mich abstößt. Die Haare sind geföhnt, mein Make-up ist perfekt. Trotzdem hasse ich dieses Bild. Den vielen Babyspeck in meinem Gesicht. Das muss alles noch weg! Schnell!

4

»Es war so erschreckend. Ich habe mein eigenes Kind nicht mehr erkannt. Sie hat nur noch gelogen, absolut dichtgemacht. Ich kam nicht mehr an sie heran. Wenn ich sie gefragt habe, warum sie nicht isst, hat sie mir Märchen aufgetischt oder ist kreischend und schimpfend in ihrem Zimmer verschwunden. Ich musste zusehen, wie Christina immer weiter abmagerte, beinahe aussah wie eine Leiche, während sie beteuerte, dass alles in Ordnung sei. Das war Wahnsinn.«

Dagmar Helmis, Tinas Mutter

Eigentlich ist alles perfekt zu diesem Zeitpunkt. Zumindest bin ich auf dem richtigen Weg: Ich habe abgenommen, einen flachen Bauch bekommen, einen Freund, eine kleinere Konfektionsgröße, Komplimente und Aufmerksamkeit. Also alles, was ich mir so lange gewünscht habe. Und ich bin glücklicher. Weil ich dünner bin.

Also mache ich weiter, zumal ich noch immer nicht meine Traumgröße 27 erreicht habe.

»Weißt du, ich finde es echt cool, dass du das machst. Und ich staune über deine Konsequenz«, sagt Sarah zu mir, als ich mal wieder auf dem Schulhof meine langweilig-trockenen Reiswaffeln knabbere, während diesmal sie in ein fettes Schokocroissant beißt. Ich nicke – scheinbar gleichgültig. Unglaublich! Sogar die immer lässige Sarah findet mich mal cool!

In diesem Jahr freue ich mich ganz besonders über die Sommerferien. Nicht nur, weil ich schulfrei habe und ausschlafen kann, sondern auch, weil ich mir schon vorher ausmale, wie die anderen staunen werden, wenn sie mich nach den Ferien wiedersehen. Ich will die Zeit nutzen, um noch einmal richtig viel abzunehmen, zumal ich ja jetzt auch viel mehr Zeit habe, um Sport zu treiben und um noch strenger auf meine Ernährung zu achten. Ab sofort schwinge ich mich also jeden Tag mindestens für eine Stunde aufs Rad, trainiere mit den Inlinern oder gehe ins Schwimmbad. Zusätzlich beginne ich mit Sit-ups, schließlich will ich nicht nur schlank, sondern auch sportlich aussehen.

Neugierig durchstöbere ich sämtliche Frauen-, Schönheits- und Sportmagazine nach Fitness-Tipps und studiere die Nährwerttabellen sämtlicher Lebensmittel. Bald muss ich schon nicht mehr auf der Packung nachgucken, ich kenne die Angaben auswendig. »Wusstest du, dass Pfefferminztee zwei Kilokalorien hat? Und dass Pfefferminze hilft, den Hunger zu stillen?« Mit solchen Informationen überrasche ich jetzt fast jeden Abend meine Mutter, wenn sie von der Arbeit nach Hause kommt. Sie wirkt ein wenig beunruhigt und fängt plötzlich an, gelegentlich am Abend für mich vorzukochen. »Damit du tagsüber etwas Warmes in den Bauch bekommst.«

Aber ich habe keine Lust auf diese Art von Bevormundung und so steht der Topf meistens auch am Abend noch unberührt auf der Herdplatte. Wenn sie mich darauf anspricht, rede ich mich raus. »Du, ich habe bei Sarah gegessen« oder »Ich war heute mit Freunden Pizza essen« oder »Ich habe keinen Appetit« – irgendwas fällt mir immer ein. Und meine Mutter glaubt mir und stellt die Vorkocherei ein. Zufrieden knabbere ich lieber weiter Reiswaffeln mit Gurken, Tomaten oder Karotten und freue mich, wenn der Zeiger der Waage weiter nach links wandert.

Gegen den Hunger habe ich inzwischen ein paar wirksame Mittel gefunden: Sport hilft, viel Trinken und heißes Duschen auch. Und noch etwas stillt auf magische Weise mein Essbedürfnis: Beim Durchblättern der Zeitschriften bleibe ich neuerdings häufiger auf den Seiten mit den leckeren Kochrezepten hängen. Nicht dass ich gerne kochen würde, aber die Beschäftigung mit Essen – also die theoretische Beschäftigung mit Essen – lenkt mich ebenfalls von meinem Hunger ab. Ich kann mich mit Essen beschäftigen, ohne selbst etwas zu mir zu nehmen, und fühle mich danach sogar irgendwie gesättigt. Was für eine faszinierende Entdeckung! Bald lese ich sogar ganze Kochbücher. Seite für Seite, als wären es Krimis.

Auf einmal, ohne dass ich es so recht gemerkt habe, dreht sich in meinem Leben alles nur noch um Essen bzw. Nicht-Essen. Ich beginne eine Art Wettstreit mit mir selbst. Schaffe ich es, weiter kontinuierlich abzunehmen? Gelingt es mir, noch weniger zu essen? Ich kann kaum noch an etwas anderes denken als daran, was ich essen darf, was ich an dem Tag schon gegessen habe, wic viele Kalorien das waren. Jedes kleinste Nahrungsteilchen haftet fest in meinem Gehirn, sodass ich am Abend jeden einzelnen Bissen inklusive Kalorienanzahl aufzählen kann. Oft mache ich das auch ganz bewusst, um zu überprüfen, wie erfolgreich mein Tag war. Wenn ich merke, dass ich auf mehr als 1200 Kalorien komme, fühle ich mich ekelhaft, verfressen, fast verabscheuungswürdig. 1200 Kalorien sind der Richtwert in Kliniken für Reduktionsdiäten, also auch mein Richtwert. Meistens schaffe ich es, weit darunter zu bleiben, deshalb erlaube ich mir schon bald nur noch 800 Kalorien. Auch das fällt mir nicht schwer.

Daher zeigt mein Hardcore-Ferienprogramm schon nach wenigen Wochen einen irren Erfolg: Endlich wird der Körper schmaler, fester und bald sieht er so aus, wie ich ihn mir gewünscht habe – nur die Pausbacken im Gesicht wollen einfach nicht verschwinden.

Am Ende der Ferien passe ich locker in eine Miss Sixty in Größe 27! Damit habe ich mein Ziel erreicht, findet Mama. »Weißt du, du siehst jetzt richtig gut aus. Du solltest nicht weiter abnehmen, sonst wirst du zu dünn.«

Ganz ähnlich klingen auch Nicky und Sarah: »Tina, jetzt reicht es. So siehst du gut aus.«

»Jaja«, sage ich und denke: Jetzt haben sie Angst, dass ich bald schlanker bin als sie. Ich bin mir sicher, dass sie neidisch sind. Neidisch auf meine Figur, aber auch neidisch auf mein Durchhaltevermögen. Und zwar alle. Ihre Warnungen nehme ich als Bestätigung, als Lob und als Ansporn, noch besser, noch konsequenter zu werden.

Fett verschwindet deshalb schon bald komplett von meinem Speiseplan: keine Butter mehr aufs Brot, kein Dressing zum Salat, kein Aufschnitt, kein Käse – gar nichts. Ich möchte noch schneller abnehmen. Weil meine Mutter das nicht versteht und trotzdem Öl auf den Salat kippt, stehe ich von nun an neben ihr, wenn sie das Abendessen zubereitet, oder ich koche selbst.

»Tina, mal ehrlich, du übertreibst: Ohne Öl kann der Körper die Vitamine aus dem Salat doch gar nicht verwerten. Dann kannst du gleich Papier essen!«, protestiert Mama an einem solchen Abend besorgt, während ich sie in der Küche nicht aus den Augen lasse.

»Du willst nur wieder, dass ich so dick und hässlich werde wie früher«, entgegne ich patzig, wobei es mir im selben Moment schon fast wieder leidtut. Aber irgendwie kann ich nicht anders. Es regt mich auf, wenn meine Mutter sich einmischt und so tut, als könne sie entscheiden, was oder wie viel ich essen soll. Das werde ich ja wohl, bitte schön, selbst bestimmen dürfen.

»Ach, Tina. Ich mache mir doch nur Sorgen«, lässt sie nicht locker. Und ich denke: Wenn sie nicht gleich mit ihrem Generve aufhört, gehe ich wieder in mein Zimmer und dann kann sie alleine essen! Und obwohl ich wütend auf sie bin, finde ich es zugleich auch ein bisschen schön, dass sie sich so um mich sorgt. Soll sie ruhig.

Aber sie soll mich nicht zum Essen zwingen! Sonst flippe ich aus!

Da Mama mir meine Gedanken scheinbar ansieht, seufzt sie nur noch und stellt mir einen Teller Salat OHNE Dressing auf den Tisch, den ich zufrieden kaue, während sie neben mir sitzt und ihre Spaghetti bolognese isst. »Das ist lecker, Mama. Danke!«

Lecker? Na ja, geht so. Allerdings spielt es für mich schon fast keine Rolle mehr, ob etwas schmeckt. Wichtig ist mir vor allem, dass es nicht viele Kalorien hat, schmecken muss es nicht. Für meinen Salat bedeutet das: 100 Gramm Salat haben ungefähr 20 Kalorien, das Dressing dagegen etwa zehn Mal so viel – also verzichte ich darauf. So einfach ist das.

Der Duft, der von Mamas Teller ausgeht, steigt mir in die Nase. Natürlich erinnere ich mich daran, wie köstlich selbst gemachte Spaghetti bolognese sind. Ich mag die Konsistenz der Nudeln, die ich mit der Zunge zerdrücken kann – zusammen mit den festen Fleischklößchen. Hmmmh!

Aber trotzdem würde ich es nicht schaffen, das jetzt zu essen. Das ginge nicht, das erlaubt mir mein Kopf nicht. Stattdessen spornt er mich nur weiter an: Abnehmen! Abnehmen! Abnehmen! Und mein Körper gehorcht und pikst weiterhin die trockenen Salatblätter auf die Gabel. Fast mechanisch.

Supermarktbesuche werden zunehmend schwieriger für mich: Bin ich früher in zehn Minuten durch den Laden geschossen, um für unser Abendessen einzukaufen, kann sich das Ganze jetzt gerne mal bis zu zwei Stunden hinziehen. Was nehme ich nur? Die Gurken, die Möhren? Eine Tütensuppe? Beinahe verzweifelt stehe ich vor den Regalen, ohne zuzugreifen. Ich kann nicht. Lieber noch mal eine Runde drehen, noch einmal genauer überlegen. Natürlich schiebe ich dabei keinen Einkaufswagen, sondern trage einen Korb. Denn Tragen verbraucht mehr Kalorien als Schieben.

Parallel errechne ich dann, wie viel Energie ich durch Radfahren, Schwimmen oder Inlinern an diesem Tag bereits verbrannt habe. Es geht mir nur dann einigermaßen gut, wenn ich mehr verbraucht als aufgenommen habe. Weil ich dann sicher sein kann, dass ich weiter abnehme, und das gibt mir ein gutes Gefühl. Das Gefühl, über mich bestimmen zu können. Ich freue mich über meine Willenskraft, über die Konsequenz, mit der ich meine Diät durchziehe – ich bin viel konsequenter als Sarah oder Nicky, die zwar auch schlank sein wollen, aber auf Partys trotzdem in die Chipstüte oder zur Limonadenflasche greifen. Ich dagegen lasse mich nicht gehen. Im Abnehmen bin ich eindeutig besser als sie. Besser als die meisten Menschen. Weil ich stark bin. Unglaublich stark.

Früher habe ich gerne üppig gefrühstückt. Ich erinnere mich an die köstlichen Franzbrötchen, die meine Mutter mir oft vom Bäcker mitgebracht hat, diese typischen Hamburger Plunderstücke mit viel Zimt und Butter. Früher habe ich locker zwei geschafft.

Heute weiß ich, dass jedes Teilchen knapp 300 Kalorien hat und zu einem Viertel aus Fett besteht. So etwas möchte ich nie, nie wieder essen!

Stattdessen genehmige ich mir morgens ein Knäckebrot mit Marmelade, das ist beinahe fettfrei, ideal zum Abnehmen. »Aber Mäuschen, ich bin heute früh extra zum Bäcker gefahren und habe dir ein süßes Brötchen und ein Schokocroissant mitgebracht. Das magst du doch so gerne«, beklagt sich meine Mutter eines Morgens.

Ich sitze an meinem Platz und starre sie mit wütend funkelnden Augen an. Die Sommerferien sind leider zu Ende und ich habe nicht mehr so viel Zeit, um Sport zu treiben. Das bedeutet, dass ich noch viel weniger essen darf, damit ich nicht wieder zunehme. Und was macht meine Mutter? Sie will mich mit Schokocroissants vollstopfen! Ich merke, wie in mir die Wut aufsteigt. Was soll das? Will sie mich wieder dick füttern? Ärgert sie sich, weil ich meine Diät durchziehe, während sie ihre ohne sichtbaren Erfolg abgebrochen hat? Aber ehe ich etwas entgegnen kann, versucht sie auch schon zu beschwichtigen: »Ich wollte dir doch nur eine Freude machen. Und schau mal, für heute Mittag habe ich dir eine Suppe vorgekocht.« Sie lächelt, aber darauf falle ich nicht herein. Sie will nur, dass ich esse.

»Mensch, Mama, ich bin doch kein Baby, ich kann mich selbst um mein Essen kümmern«, meckere ich sie deshalb an und erschrecke über ihren verletzten Gesichtsausdruck. Warum muss sie denn nun gleich so traurig gucken? Ich will doch bloß ihre Suppe nicht essen. Versteht sie das nicht? SIE SOLL MICH IN RUHE LASSEN!

Dafür, dass sie einfach nicht lockerlässt, kann ich sie nicht leiden.

Dafür, dass ich meiner Mama so wehtue, kann ich mich selbst nicht leiden.

Überfordert von meinen zwiespältigen Gefühlen, versuche ich schließlich doch einzulenken: »Vielen Dank, Mama. Die riecht total lecker. Da freue ich mich schon drauf.« In Wahrheit denke ich schon darüber nach, wie ich das fette Zeug wieder loswerde.

In der Schule erwartet mich die nächste böse Überraschung: Elina, ein Mädchen aus meiner Klasse, hatte Geburtstag und hat einen Kuchen mitgebracht. Jeder bekommt ein Stück auf einer Serviette. Lecker duftender Marmorkuchen mit Schokoglasur. Mindestens 380 Kalorien pro 100 Gramm. Mir wird ganz heiß bei dem Gedanken, auf diese Art unwiderruflich meinen Tagesschnitt zu versauen. Gebannt starre ich auf das Stück Marmorkuchen vor mir. Gerade will ich es unauffällig in meinem Rucksack verstauen, als ich merke, dass Sarah mich beobachtet. Was glotzt die denn so?

Bemüht locker versuche ich, sie anzulächeln, wickele den Kuchen wieder aus der Serviette und schiebe mir ein Stückchen in den Mund. Nur eins. Ein matschig-klebrig-süßes Stück Marmorkuchen. Bei dem Gedanken an das viele Fett in meinem Mund dreht sich mir beinahe der Magen um. Ich kann kaum schlucken, so sehr ekele ich mich. Aber was noch viel schlimmer ist: ICH WILL NICHT ESSEN! Warum versucht bloß jeder, mich dazu zu zwingen? Es ist MEIN Körper,

ICH bin diejenige, die über ihn bestimmt! Und überhaupt: Haben die anderen denn nichts anderes als Essen im Kopf?

Als Sarah sich für einen kurzen Moment von mir abwendet, um mit ihrer Tischnachbarin zu quatschen, decke ich den Kuchen wieder ab und stopfe ihn eilig in die Schultasche. Dass das eine Riesensauerei zwischen Federmäppchen und Schulheften gibt, ist mir jetzt egal.

Sarah hat offenbar über mich geredet. Fast zeitgleich mit ihrer Nachbarin dreht sie mir nämlich plötzlich den Kopf wieder zu. Neugierig starren sie herüber. Da der Kuchen inzwischen verschwunden ist, gelingt es mir, ihren Blick unaufrichtig freundlich, dafür ehrlich zufrieden zu erwidern – das perfekte Unschuldslamm.

In der Pause spricht Sarah mich an: »Sag mal, ist alles in Ordnung mit dir?«

»Klar!«, antworte ich.

»Du bist so dünn geworden.« In ihrer Stimme höre ich eine Mischung aus Besorgnis und Sensationsgier. Mir egal. Ich habe absolut keine Lust, mit Sarah über dieses Thema zu sprechen. Zumal ich ja weiß, warum sie so ein Theater um meine schlanke Figur macht. Da inzwischen auch die Miss Sixty in Größe 27 an mir herumschlackert, bin ich offensichtlich und eindeutig schlanker als alle anderen Mädchen in meiner Klasse. »Das liegt am Schulstress«, entgegne ich lässig. »Aber ich hab leider keine Zeit, mich mit dir zu unterhalten. Ich muss Lena noch dringend was geben.« Und weg bin ich.

Durch Zufall laufe ich auf meiner Flucht vor Sarah tatsächlich Lena in die Arme. Wir haben uns wochenlang nicht gesehen oder gesprochen. Dementsprechend überrascht stehen wir nun voreinander und wissen nicht so recht, was wir sagen sollen. Lena mustert mich. Sie sieht irgendwie erschrocken aus. »Na, wie geht's?«, frage ich, um das unangenehme Staunen und Schweigen zu unterbrechen.

Woraufhin Lena nur kurz nickt, ehe sie herausplatzt: »Tina, du siehst ja . . . du siehst ja . . . ganz dünn aus.«

Das nehme ich als Kompliment, auch wenn es Lena ins Gesicht geschrieben ist, dass sie es so nicht meint. »Bist du krank? Geht es dir nicht gut?«, hakt sie nach. Aber ich lächele nur. Eine Besorgte mehr . . . Ich sehe zu, dass ich zurück zu meiner Klasse komme. Das ist ja der reinste Spießrutenlauf heute!

Daher bin ich richtig froh, als am Ende der sechsten Stunde endlich die Schulglocke läutet und ich nach Hause kann. Nach dem ganzen Stress muss ich mich erst mal abreagieren. So schnell meine Beine treten können, radele ich in Richtung Heimat, schwenke aber kurz vor Erreichen meines Ziels noch einmal um und sause eine Extrarunde durch den Ort. Völlig verschwitzt komme ich zu Hause an. Meine Oma scheint schon auf mich gewartet zu haben. Sie reißt die Haustür auf, bevor ich auch nur den Schlüssel ins Schloss stecken kann. »Tina, aber heute kommst du zum Essen?«, fragt sie – beinahe mit bittendem Blick.

»Mama hat für mich gekocht. Ganz tolle Suppe«, wimmele ich ab und freue mich insgeheim, dass ausgerechnet Mama mir heute ein Alibi liefert. Doch anstatt mir oben die Suppe warm zu machen, schiebe ich zunächst eine CD in meine Stereoanlage und beginne mit meinen Übungen. Die Sit-ups machen mir schon längst keine Probleme mehr, deshalb habe ich mir angewöhnt, sooft es möglich ist, 50 davon in der Stunde zu machen. Über den Tag verteilt komme ich so in der Regel auf 500 Situps. Diese Übung verbraucht zwar nicht so viele Kalorien, etwa 80 in zehn Minuten, dafür trainiere ich meine Bauchmuskeln. Und danach werde ich noch ein wenig in der neuen Brigitte blättern (wegen der Koch- und Diättipps), anschließend noch mal eine Runde Rad fahren und für die Schule lernen.

Da die Musik sehr laut ist und ich intensiv meinen Gedanken nachhänge, höre ich erst sehr spät, dass unser Telefon klingelt.

Genervt schlurfe ich in den Flur, wo es auf einem kleinen Holzschränkchen steht. Anders als wohl die meisten Mädchen bin ich nicht so eine Gern- und Viel-Telefoniererin, deshalb überlege ich kurz, ob ich das Klingeln nicht einfach ignorieren sollte. Vermutlich ist es Mama, die mich an die Suppe erinnern möchte. Das macht sie fast immer, wenn sie für mich gekocht hat. Schließlich nehme ich das Gespräch dann doch an: »Hallo?«

»Hallo Tina, ich bin's Lena.« Lena hat mich seit Wochen oder sogar Monaten nicht angerufen, daher bin ich echt erstaunt und neugierig, was sie will.

»Tina, ich habe heute daran gedacht, wie lustig es früher immer war mit uns. Weißt du noch, als wir das Schokorosinen-Wettessen gemacht haben? Oder wie schön es war, wenn wir zusammen Pizza gebacken und gequatscht haben?«

»Hm«, brumme ich wenig begeistert. Einerseits freue ich mich schon über Lenas Anruf, andererseits ahne ich aber auch schon, worauf sie hinauswill: Sie will mich zum Essen überreden. Wie alle anderen.

Lena wiederum verunsichert meine unüberhörbare Ablehnung. Sie verhaspelt sich, stottert und bringt kaum raus, worum es ihr eigentlich geht: »Hast du nicht Lust, mit mir mal wieder Pizza zu backen und zu quatschen? Wie früher?« Na also!

Natürlich hätte ich Lust, mit Lena mal wieder Pizza zu backen. Zu lachen und zu albern, Spaß zu haben und einfach unbeschwert zu sein. Aber dann müsste ich die gebackene Pizza auch essen. Und wenn ich daran denke, wird mir sofort schlecht. 100 Gramm Pizza haben über 200 Kalorien. Eine Pizza wiegt locker 350 Gramm, macht also mindestens 700 Kalorien. Ich bin doch nicht wahnsinnig!

»Du, Lena, ich habe leider überhaupt keine Zeit im Moment, weil ich so viel für die Schule machen muss. Tut mir leid«, erkläre ich. Und damit sie gar nicht erst auf die Idee kommt, nach einem anderen Tag zu fragen, würge ich das Gespräch einfach komplett ab: »Und ich muss jetzt auch weitermachen. Lieb, dass du angerufen hast. Bis bald mal wieder. Tschüss!«

Mein Herz klopft etwas schneller, als ich auf die rote Taste drücke. Natürlich habe ich ein schlechtes Gewissen wegen meines Verhaltens. Es ist ja sehr süß von Lena, dass sie sich Sorgen macht. Obwohl wir in der letzten Zeit so wenig Kontakt hatten, scheint sie trotzdem sofort für mich da zu sein, wenn sie das Gefühl hat, es ginge mir schlecht.

Aber in diesem Punkt liegt sie einfach falsch. Ich brauche keine Hilfe. Zum ersten Mal in meinem Leben brauche ich überhaupt keine Hilfe, weil ich wunderbar allein zurechtkomme. Ich bin stark und schaffe alles, was ich mir in den Kopf gesetzt habe. Ich schaffe es sogar, nicht zu essen.

Auch wenn mein Magen knurrt. Und die leckere Suppe in der Küche steht. Mir wird auf einmal ein wenig schummerig, sodass ich mich erst mal im Flur neben dem Telefonschränkchen gegen die Wand lehne und tief durchatme.

Auf wackeligen Beinen gehe ich zurück in mein Zimmer und setze mich an den Schreibtisch. Eigentlich wollte ich ja erst noch eine Runde Fahrrad fahren, aber dafür fühle ich mich gerade zu schlapp. Stattdessen werde ich lernen. Und nebenbei ein bisschen Gurke mit Reiskräcker essen – gegen das Schwindelgefühl und den knurrenden Magen. Obwohl es spätsommerlich warm ist und sich die Hitze bei uns unterm Dach gut hält, friere ich. Was ist das denn? Werde ich etwa krank? Das würde mir gerade noch fehlen. Dann könnte ich mein Sportprogramm für die kommenden Tage vergessen.

Als meine Mutter gegen sieben Uhr nach Hause kommt, sitze ich eingehüllt in zwei Lagen Pullover noch immer am Schreibtisch. »Ich bin wieder da!«, ruft sie in die Wohnung, legt scheppernd ihre Schlüssel ab, zieht ihre Jacke und Schuhe aus und läuft zu mir in mein Zimmer. »Schreibt ihr morgen eine Arbeit?«, will sie wissen und beugt sich neugierig über mich. Früher habe ich nur an den Tagen vor den Klassenarbeiten so intensiv gelernt. Dass ich das neuerdings täglich tue, daran hat sie sich offenbar noch nicht gewöhnt. Auf einmal ärgert mich ihre Neugierde, deshalb blicke ich weiter stur auf mein Heft und sage leicht gereizt: »Nein, Mama, ich lerne nur so. Mir macht das Spaß.« Warum kann sie sich nicht einfach freuen, dass ich fleißig bin?

Als ich mich umdrehe, sehe ich gerade noch, wie sie aus dem Zimmer rauscht. Und schlagartig fällt mir ein: Ich habe die Suppe nicht gegessen. Das hatte ich ja eh nicht vor, aber ich hätte wenigstens eine Portion ins Klo schütten können oder so. Prompt höre ich aus der Küche Deckelklappern. Kurze Pause. Noch einmal Deckelklappern. Dann ein lautes »Christina! Du hast die Suppe ja gar nicht gegessen«.

Seufzend schlage ich mein Biobuch zu und laufe zu meiner sichtlich aufgebrachten Mutter: »Mama, das wollte ich dir ja gerade erzählen: Heute habe ich Lena in der Schule getroffen und wir haben uns mittags zum Pizza-Essen verabredet. Wie früher. Das war total schön. Und lecker.« Ich lächele meine Mutter an. Und sie lächelt zurück. Das ist ja gerade noch mal gut gegangen! Ich weiß, dass sie sich freuen würde, wenn Lena und ich uns wieder näherkämen. Sie mag Lena sehr – mehr als Sarah und Nicky – und wäre wahrscheinlich froh, wenn zwischen uns alles wieder wie früher wäre.

»Magst du denn jetzt ein wenig Suppe?«, fragt sie dementsprechend versöhnlich und trägt es mit Fassung, als ich ihr erkläre, dass ich am Abend nichts Fettes zu mir nehmen möchte, vor allem nicht, nachdem ich mittags so eine Riesenpizza gefuttert habe. Ich bin erleichtert. Meine Mutter schöpft keinerlei Verdacht, sie glaubt meine Geschichte. Klar. Ich habe sie früher nie angeschwindelt, deshalb vertraut sie mir.

Also löffelt Mama ihre Suppe, während ich ein wenig Gemüse knabbere und wir uns gemütlich unterhalten. Übrigens so gemütlich wie lange nicht mehr. Das Gefühl, dass ich heute mal wieder ordentlich gegessen habe und das auch noch gemeinsam mit Lena, scheint die Laune meiner Mutter extrem zu verbessern. Na, wenn das so ist: Die Geschichte kann sie jeden Abend haben . . .

Ab diesem Tag entsorge ich also das Selbstgekochte regelmäßig entweder in der Toilette oder im Mülleimer. Und zwischendurch erzähle ich immer mal wieder von lustigen Restaurantbesuchen oder gemeinsamen Kochaktionen mit meinen Freundinnen, von denen keine einzige der Wahrheit entspricht. Aber was soll's? Meine Mutter ist zufrieden und wir streiten uns nicht.

Und ein Fitzelchen Wahrheit steckt ja schon in diesen Geschichten: Meine Freundinnen treffen sich regelmäßig in irgendwelchen Cafés oder zu Hause. Lena ruft mich ständig an, um zu fragen, ob ich keine Lust hätte, mit ins Eiscafé zu kommen. Und auch Sarah und Nicky geben sich manchmal noch Mühe, mich mal wieder zum Ausgehen zu bewegen, und versuchen, mich auf die eine oder andere Party mitzuschleppen – so wie früher. »Ach, komm doch mit zu Boris' Party am Wochenende«, drängelt Sarah, »das wird bestimmt superlustig.«

Natürlich wäre es lustig, mal wieder auszugehen, zu flirten, ausgelassen zu sein. Aber ich habe keine Lust dazu. Allein der Gedanke daran wirkt schon anstrengend. In der letzten Zeit fühle ich mich ziemlich müde und schlapp, ich glaube, ich hätte gar nicht die Kraft, lange um die Häuser zu ziehen. Stattdessen bin ich froh, wenn ich von der Schule nach Hause komme und mich ausruhen kann. Außerdem stehen auf Partys immer irgendwelche Chips, Flips oder andere Knabbersachen herum und ich habe keine Lust, mich permanent beäugen zu lassen, ob ich nicht doch endlich mal etwas in den Mund stecke. Und schließlich ist da noch etwas, das mich daran hindert, mit den anderen wegzugehen: Obwohl ich jetzt so schön schlank bin, gefalle ich mir im Moment irgendwie überhaupt nicht. Die anfängliche Euphorie über mein verändertes Äußeres ist neuerdings wie weggeblasen; ich finde, ich sehe gerade genauso blass und müde aus, wie ich mich fühle, sodass ich es sogar vermeide, in den Spiegel zu schauen. Sicher nur eine Phase. Aber trotzdem: Wenn ich so aussehe, wird sich ohnehin kein

Junge für mich interessieren. Was soll ich also auf einer Party? Eben! Gar nichts!

Deshalb wiegele ich jedes Mal, wenn Sarah oder Nicky mich fragen, ab. Und sie fragen immer seltener.

»Am Wochenende bin ich bei meinem Vater, da kann ich nicht weg«, sage ich zu Sarah und sehe ihr an, dass sie mir kein Wort glaubt. Gleichgültig zuckt sie mit den Schultern und läuft zu den anderen Mädchen aus unserer Klasse. Nicky stolziert ihr wortlos hinterher. Ich bin erleichtert. Ich will nicht auf diese Party. Ich will nie wieder auf irgendwelche Partys.

Während meine Freundinnen am Samstagabend auf Boris' Party sind, sitze ich zu Hause mit meiner Mutter vor dem Fernseher. Kurz stelle ich mir vor, dass ich jetzt nach draußen müsste, um mit dem Rad zu Boris zu fahren, und fröstele. Ich greife nach unserer Wolldecke und kuschele mich darin ein. Trotzdem spüre ich meine Gänsehaut und kann nur mühsam verhindern, dass ich zittere. Schnell stehe ich auf und schleiche in mein Zimmer, um mir warme Jogging-Klamotten überzuziehen. Das Zittern lässt ein wenig nach.

Als ich zurück ins Wohnzimmer komme, sieht meine Mutter mich besorgt an. »Tina, setz dich doch bitte mal einen Augenblick neben mich.« Zögernd lasse ich mich neben ihr auf dem Sofa nieder, mit kerzengeradem Rücken. Meine Mutter sucht nach Worten. »Ich habe neulich einen Bericht über Magersucht gelesen und frage mich, ob das wohl der Grund ist, dass du nicht essen magst.«

In ihrem Blick spiegeln sich Besorgnis, Verzweiflung und Scham. Und ich bin einen Moment lang sprachlos und starr vor Überraschung. Magersucht. Das erste Mal schwirrt der

Begriff durch unser Wohnzimmer. Mama hat mir den sorgfältig ausgeschnittenen Artikel sogar auf den Wohnzimmertisch gelegt. Offenbar hat sie sich hinter meinem Rücken schon länger mit dem Thema beschäftigt. Sie redet und redet. »Es trifft vor allem Mädchen«, sagt sie. Und: »Vor allem die, die immer so lieb und artig sind.« Mir ist das Gespräch unangenehm. Was für ein Quatsch! Ich bin doch nicht krank. Klar weiß ich, was Magersucht ist. Magersucht ist die Krankheit der Models, dieser gertenschlanken Hungerhaken. Ich dagegen habe dicke Pausbacken und sehe gar nicht nach Hungerhaken aus. Ganz im Gegenteil. Ich bin noch immer zu fett – zumindest im Gesicht. Und deshalb mache ich Diät. Nichts weiter.

Muss meine Mutter denn alles so dramatisieren? »Was du immer denkst!« Mein Herz klopft bis zum Hals, ich werde wütend. Gleichzeitig würde ich am liebsten loslachen, so absurd finde ich die Vermutung meiner Mutter. »Ich bin doch nicht magersüchtig, Mama. Magersüchtige Mädchen sehen doch ganz anders aus, viel, viel dünner als ich. Ich habe ganz einfach ein bisschen abgenommen und esse weniger und vor allem gesünder als früher. Aber das heißt doch nicht, dass ich krank bin.« Meine Mutter sagt nichts und plötzlich tut es mir leid, dass sie sich meinetwegen solche Sorgen macht. Also gebe ich mir einen Ruck: »Du wirst sehen, wie viel ich morgen esse. Morgen frühstücken wir zusammen, ja?«

In einer Frauenzeitschrift habe ich gelesen, dass man sich bei einer Diät an einem Tag der Woche einen Schlemmertag gönnen soll, an dem man essen darf, was man möchte. Bitte – dann mache ich das eben auch. Wenn es Mama beruhigt, dann beginne ich schon morgen mit meinem Schlemmer-Fresstag.

Und während ich das sage, freue ich mich schon. Auf Sonntag. Meinen offiziellen Fresstag. Und wenn ich an einem Tag esse, dann bin ich doch nicht magersüchtig, oder?

5

»Die Magersucht (Anorexia nervosa) ist definiert über ein Untergewicht von mindestens 15–25 Prozent des Normalgewichts, das selbst herbeigeführt wurde und nicht auf eine körperliche oder andere seelische Erkrankung zurückzuführen ist. Das wesentliche psychische Symptom ist die Angst vor einem normalen Körpergewicht und die konsequente Reduzierung des Körpergewichts. Magersüchtige streben ein Gewicht an, das weit unter ihrem Wunschgewicht liegt, um einen Sicherheitsabstand zu wahren für den Fall, dass sie dem Hunger doch einmal nachgeben sollten. Das Normalgewicht wird panisch gefürchtet, Untergewicht dagegen positiv erlebt. Daher besteht keine Einsicht in die Krankhaftigkeit des Abmagerns . . .«

Definition von Magersucht in der Psychologie

Tatsächlich überrasche ich meine Mutter am nächsten Morgen. Sonntags ist alles erlaubt: Gummibärchen, Chips, auch mal Burger oder Pommes. Kohlenhydrate und Fett, an anderen Tagen meine schlimmsten Feinde – heute stören sie mich nicht.

Es beginnt schon beim Frühstück mit Lachsbrötchen, Schokocroissants, Rührei. »Siehst du, ich esse!«, sage ich kauend zu Mama, die mich zunehmend irritiert beäugt. Wahrscheinlich versteht sie nicht, wie jemand Tag für Tag gegen ein Salat-Dressing kämpfen und sich dann plötzlich den Magen so vollschlagen kann. Aber nach einer Weile entspannt sie sich. Sie lehnt sich zurück, erzählt von der Arbeit, fragt nach meinen Freunden, der Schule, es ist alles wie früher. Wir lachen und albern herum und ich überlege mir, dass ich vielleicht auch mal meine Freundinnen an einem Sonntag treffen sollte. Jetzt gerade wäre mir allerdings nicht so sehr nach Eisdielen- oder Café-Besuchen. Mir wird nämlich auf einmal ganz heiß. Die Ohren werden taub, meine Haut beginnt zu kribbeln, ich fühle mich wie in einem Vakuum. Gleich kippe ich um. Ich glaube, ich habe mich überfressen. Ich hole tief Luft, atme gleichmäßig aus und ein. Meine Mama sieht mich erschrocken an: »Ist alles in Ordnung?«

»Es geht schon. Das war wahrscheinlich einfach ein bisschen viel auf einmal.«

Die Situation überfordert mich. Meine Mutter auch – hilflos streicht sie mir immer wieder über den Arm und beobachtet mich mit besorgtem Gesichtsausdruck. Immerhin haben sich das Hitze- und das Schwindelgefühl nach ein paar Minuten ein wenig gelegt, sodass ich Mama beim Tischabräumen helfen kann. Anschließend verdrücke ich mich in mein Zimmer, wo ich mich aufs Bett lege. Mein Magen blubbert, er zieht sich krampfartig zusammen und ich krümme mich vor Schmerz. Selbst schuld! Während ich mit der Hand vorsichtig meinen enorm geblähten Bauch massiere, überlege ich: Ein Schokocroissant besteht zu einem Viertel aus Fett, es wiegt um die 70 Gramm, dazu ein Lachsbrötchen, eine Portion Rührei . . . Obwohl ich mir verbiete, heute am Fresstag Kalorien zu zählen, pocht mein Herz wie wild, ich habe das Gefühl, keine Luft mehr zu bekommen. Ich springe aus dem Bett. Auf meinen schmerzenden Magen kann ich jetzt keine Rücksicht nehmen. Ich muss raus. Aufs Rad.

Meiner Mutter rufe ich zu, dass ich schnell ein Mädchen aus der Klasse besuche und zum Mittagessen zurück bin.

Fünf Minuten später radele ich in hohem Tempo durch unseren Ort, über die herbstlichen Felder, durch ein Waldstück. Von der Natur um mich herum nehme ich nichts wahr. Ich strampele und strampele. Schweiß rinnt mir übers Gesicht, hastig wische ich ihn ab. Da ich keine Mütze auf dem Kopf habe, schmerzen meine Ohren. Der Magen krampft. Egal. Immer schneller trete ich in die Pedale, spüre, wie ich schwitze, wie mein Körper mit der vielen Nahrung kämpft. Schon wieder ist da ein Sausen in den Ohren, die Umgebungsgeräusche werden leiser, einen Moment lang wird mir schwarz vor Augen. Ich mache eine Vollbremsung. Mit zitternden Knien setze mich auf eine Bank, die am Waldrand steht. Was ist denn bloß los mit mir? Hastig werfe ich einen Blick auf meine Uhr. Was ich sehe, tröstet mich immerhin ein bisschen: Ich bin anderthalb Stunden gefahren. Anderthalb Stunden, das sind 600 Kalorien. Damit habe ich zwar noch nicht mein Frühstück wieder verbrannt, fühle mich aber doch auf jeden Fall schon besser. Ich sitze lange auf der Bank und starre einfach nur vor mich hin. Bis mir definitiv zu kalt ist. Dann schwinge ich mich aufs Rad und fahre in ruhigerem Tempo zurück nach Hause – wo ein geschmolzener Ofen-Camembert auf mich wartet. Beinahe gebe ich dem Impuls nach, auf der Packung nach den Nährwertangaben zu schauen, aber dann besinne ich mich: Es ist Sonntag. Und ich habe mir erlaubt, an diesem Tag alles zu essen, worauf ich Lust habe. Bis 18 Uhr. Danach esse ich nichts mehr und mache nur noch meine Übungen.

Aber Sonntag ist nicht nur Fresstag. Es ist auch der Tag, an dem abends garantiert irgendwelche Kochsendungen laufen, die ich mir zusammen mit Mama auf dem Sofa ansehe. Neuerdings lese ich nämlich nicht mehr nur Kochbücher, ich habe festgestellt, dass die Fernsehsendungen den gleichen Effekt haben: Sie befriedigen meinen Appetit.

Meine Mutter sieht es als gutes Zeichen, dass mich Essen grundsätzlich interessiert, und verfolgt gemeinsam mit mir begeistert, was die Köche heute zaubern. Es gibt Putenfilet-Ragout und es sieht köstlich aus. »Das möchte ich auch mal essen«, erkläre ich leichtfertig und kann kaum erwarten, das Dessert zu sehen . . .

Als ich später in meinem Zimmer im Bett liege, höre ich meine Mutter am Telefon tuscheln: ». . . ja . . . isst ganz normal . . . alles gut . . . keine Sorgen . . . ja, Uwe, mache ich.«

Uwe? Das ist doch mein Vater. Unglaublich, sie telefonieren miteinander! Und sie sprechen über mich, über Mamas Sorge, ich könne meine Diät übertreiben. Meine Eltern telefonieren, obwohl keine Entscheidung, Verabredung oder irgendetwas anderes getroffen werden müsste, sie telefonieren nur so! Dieses Gefühl ist dermaßen schön, dass es mich sogar mein schlechtes Gewissen vergessen lässt. Denn ein bisschen unzufrieden bin ich schon mit meiner Völlerei heute – auch wenn Sonntag ist. Ich nehme mir vor, am kommenden Fresstag vielleicht das Frühstück ausfallen zu lassen und erst mittags mit dem Schlemmen zu beginnen. Von 12 bis 18 Uhr – das klingt ganz gut. Beruhigt schlafe ich ein.

Am nächsten Tag steht ein Lachsbrötchen auf meinem Platz am Frühstückstisch. Na, da hat Mama wohl etwas falsch verstanden: »Danke, Mama, aber ich habe keinen Hunger. Ich bin noch ganz satt von gestern.« Schon wieder guckt sie so zerknirscht, als hätte ich sie gerade schwer beleidigt. Bevor es zu einem Krach kommt, verlasse ich lieber wortlos die Küche und breche schlecht gelaunt zur Schule auf. Auf dem Weg dorthin male ich mir aus, wer wohl wieder Kuchen vom Wochenend-Familienfest mitbringen und wie Sarah versuchen wird, mich in der Pause zum Essen zu überreden. Ätzend. Am liebsten würde ich auf der Stelle umdrehen.

Früher bin ich morgens gerne in die Klasse gekommen, heute schleiche ich mich beinahe hinein. Bloß nicht auffallen, das erhöht meine Chancen, mit niemandem reden zu müssen. Auch in der Pause verdrücke ich mich eilig und meide die vielen Grüppchen, die sich bilden. Im Vorbeigehen schnappe ich auf, dass andere über mich reden. Ich höre »Bohnenstange« und »schlimm sieht die aus« und anschließend Sarahs und Nickys helles Kichern. Weiter, bloß weiter. Am besten zu den Toiletten. Da habe ich dann endlich Ruhe.

Sosehr ich mich an diesem Tag bemühe, allen aus dem Weg zu gehen, so groß ist die Aufregung wenig später beim Sportunterricht. Wir haben uns gerade aufgewärmt, als ich wieder diesen Schwindel spüre. Es kribbelt am ganzen Körper, ich höre kaum noch, was in meiner Umgebung passiert. Tief einatmen! Tief ein! Tief aus! Die anderen Mädchen rennen los, ich sollte auch laufen. Und plötzlich knicken unter mir die Beine weg.

Als ich aufwache, liege ich auf einer Turnmatte, umringt von allen Schülern und meiner besorgten Lehrerin. »Ist alles gut? Passiert dir das öfter? Was war denn los?« Zu viele Fragen! Mit einer Geschichte von schlimmen Magen- und Kreislaufproblemen schaffe ich es, alle zu besänftigen oder zumindest abzuwimmeln.

Alle bis auf Sarah. Sie will sich weder beruhigen noch abwimmeln lassen: »Tina, mit dir stimmt doch was nicht. Bist du magersüchtig oder was?« Die jetzt auch noch. Ich frage mich nur, was sie das angeht. Ich bin froh, als die Schulglocke läutet und ich endlich nach Hause gehen kann.

Dort wartet die nächste böse Überraschung. An meiner Zimmertür klebt ein Zettel: *Putenfilet-Ragout steht in der Küche. Wie im Fernsehen. Lass es dir schmecken! In Liebe, Mama.*

Meine Mutter hat schon wieder für mich gekocht: In der Küche steht ein riesengroßer Topf. Wie lieb. Aber auch: wie ätzend! Sie muss doch merken, dass ihre Kocherei nichts bringt. Ich esse nicht. Wütend schnappe ich Mamas Selbstgekochtes und kippe eine riesige Portion Ragout in die Mülltonne. So, das hat sie jetzt davon! Ich stapfe in mein Zimmer, knalle, obwohl niemand zu Hause ist, die Tür zu und setze mich an den Schreibtisch. Zum Lernen. Wenigstens da redet mir keiner rein!

Leider entdeckt meine Mutter am Abend das Essen in der Mülltonne. Und das dummerweise kurz nachdem ich geschwärmt habe, wie lecker es war. Sie tobt vor Zorn und Enttäuschung und ich verkrieche mich, mein schlechtes Gewissen erdrückt mich fast. Ich kann mich selbst nicht leiden. Überhaupt nicht. Ich bin unzufrieden. Mit mir, meinem Leben, mit allem.

In der Küche höre ich meine Mutter werkeln. Und trotzdem! Sie ist doch selbst schuld. Warum bevormundet sie mich so?

An diesem Abend husche ich nur noch einmal kurz ins Bad, ansonsten bleibe ich in meinem Zimmer. Mir graut jetzt schon vor dem nächsten Schultag, vor neuen Bemerkungen über mein Aussehen, vor Geburtstagen von Klassenkameraden, vor Gruppenaufgaben im Unterricht. Ich habe Angst, dass bald keiner mehr mit mir arbeiten möchte. Selbst Sarah und Nicky nicht. Die haben längst andere Freundinnen in der Klasse gefunden, mit denen sie die neuesten Beauty-Trends diskutieren können.

Ich fühle mich richtig alleine. Wahnsinn – das hätte ich mir noch vor einem halben Jahr gar nicht vorstellen können. Da war meine Konfirmation. Ich habe für Paul geschwärmt. Mein Leben war irgendwie noch leicht und viel unbeschwerter. Jetzt ist es schwer und grau. Jungs sind überhaupt kein Thema mehr. Nichts ist mehr ein Thema – außer Essen bzw. Nicht-Essen.

Ich fürchte mich vor allem, vor meinem ganzen bisher so furchtbar übersichtlichen Leben. Es erscheint mir auf einmal riesig groß, laut und fordernd – überfordernd!

Das Einzige, was ich in den nächsten Wochen im Griff behalte, ist das Essen. Da bestimme ich und das gibt mir Sicherheit. Die einzige Sicherheit. Allerdings eine falsche, hinterlistige Sicherheit, in die ich mich trotzdem immer weiter verkrieche.

Anfangs erlaube ich mir noch, wenigstens am Sonntag ab dem Mittag mal etwas anderes als Reiswaffeln und Rohkost zu essen, wenig später streiche ich meinen Fresstag komplett. Ich nehme weniger als 300 Kalorien pro Tag zu mir.

Wenn ich andere Leute normal essen sehe, zerreißt es mich innerlich fast. Es ist eine Mischung aus mehreren Gefühlen, die alle gleichzeitig über mich hereinbrechen: Neid und Schwäche, weil ich nicht wie sie einfach essen kann. Wut: Warum fällt mir etwas, womit um mich herum niemand Probleme hat, so schwer? Ich verstehe mich selbst nicht. Was ist los mit mir?

Andererseits spüre ich aber auch Stärke und Überlegenheit

gegenüber denen, die essen, den Stolz, etwas geschafft zu haben, was sonst kaum einer schafft: eben NICHTS zu essen.

Am liebsten sind mir die Momente, in denen ich anderen einfach beim Essen zusehen kann und dabei heimlich mitrechne, wie viele Kalorien sie jetzt gerade zu sich nehmen. Wie mich diese Maßlosigkeit dann abstößt! Manchmal bin ich so richtig schadenfroh. Aber leider überwiegen meist Selbsthass und Selbstmitleid gegenüber allen anderen Gefühlen in mir.

Jeden Tag ziehe ich mich weiter zurück, werde ängstlicher, empfindlicher, unglücklicher und parallel dazu: dünner. Ich staune selbst, wie rasend schnell das plötzlich geht. Inzwischen spüre ich überall meine Knochen. Wenn ich in den Spiegel gucke, erschrecke ich: Es sieht schlimm aus. Die Rippen und das Becken stechen hervor. Meine Füße wirken endlos lang und sehnig. Ich sehe aus wie ein Lolli, denke ich einmal, als ich mich betrachte, Lolli-Tina, Lolli-Mädchen.

Zusätzlich werde ich immer schwächer. Nachts werde ich häufig wach und kann nicht mehr einschlafen. Dementsprechend schlapp und müde kämpfe ich mich dann durch den Tag. Meistens plagen mich Kopfschmerzen, fiese stechende Kopfschmerzen. Sobald ich mich etwas schneller bewege, fängt außerdem mein Herz an zu rasen, sodass ich mich nach der Schule nur noch aus dem Haus wage, wenn ich unbedingt muss. Sogar mein Sportprogramm reduziere ich notgedrungen. Dabei gehört Sport doch zu einem vernünftigen Diät-Programm dazu! Also mache ich Sit-ups oder renne in unserem 15-Stufen-Minitreppenhaus auf und ab, bis mir so schwindelig wird, dass ich das Gefühl habe, im nächsten Moment umzukippen.

Und dann bekomme ich eines Tages auch meine Periode nicht mehr. Gut, das ist nun nicht unbedingt etwas, was mir fehlen wird, eigentlich ist es sogar ganz praktisch. Trotzdem – ein klitzekleines bisschen irritiert bin ich schon.

Auch weil meine Mutter angefangen hat, haufenweise Bücher über Magersucht nach Hause zu schleppen. Sie scheint sich mit nichts anderem mehr zu beschäftigen. Okay, dass ich essgestört bin, habe ich inzwischen kapiert. Aber Magersucht? Unsinn! Daran glaube ich noch immer nicht.

Oft nehme ich mir vor: Ab morgen machst du es anders, ab morgen isst du wieder normal. Aber dann stehe ich doch wieder vor dem vollen Kühlschrank und entscheide mich letztendlich für ein Knäckebrot mit ganz wenig Marmelade drauf. Ich erlaube es mir einfach nicht. Es klingt blöd, aber dann wäre ich ja gar nichts Besonderes mehr. Dann würden meine Eltern aufhören, zu telefonieren und sich um mich Sorgen zu machen. Ich wäre wieder normal – und langweilig.

Schon allein der Gedanke daran versetzt mich in Panik. Und ich würde wieder zunehmen. Würde wieder dick werden, so dick wie früher. Ekelhaft dick.

Es ist, als würde ich in einem Hamsterrad sitzen, aus dem ich nicht mehr herauskomme.

Weil ich mich in der Schule zunehmend unwohl fühle, bin ich froh, als endlich die Herbstferien anstehen. Ich sehne mich nach Veränderung, will nicht zu Hause bleiben, ich will weg aus meinem kleinen, engen Ort, weg von den Leuten, die über mich reden. Deshalb schlage ich Mama vor, Omas Schwester in Bayern zu besuchen. Eigentlich eine recht absurde Idee, da ich sie eigentlich nur aus Erzählungen kenne. Ich bin richtig glücklich, als meine Mutter zustimmt. Ich komme raus hier!

Womit ich allerdings nicht gerechnet habe: Im Oktober ist es in den Bergen schon deutlich kälter als bei uns. Genau genommen schweinekalt. Obwohl ich wie immer in den letzten Wochen mehrere Schichten Klamotten übereinandertrage, klappern mir die Zähne, so sehr friere ich, als wir bei unseren Verwandten ankommen. Deshalb klemme ich mir, als wir mittags zum Essen gerufen werden, ein großes Badehandtuch unter den Arm und drängele mich an Mama vorbei in Richtung Badezimmer. »Wo willst du denn jetzt hin?«, fragt sie erstaunt, als sie mich so sieht.

»In die Wanne.«

»Aber es gibt doch jetzt Essen.«

»Ich erfriere gleich.« Schnell schlüpfe ich durch die Badezimmertür, die ich hinter mir verschließe. Geschafft! Ich kann in die warme Wanne steigen, mich vom wohligen Wasser hin und her schaukeln lassen, träumen, vergessen. Das ist schön. So schön, dass ich das Bad wiederhole, während die anderen zu Abend essen.

Aber schon am nächsten Tag bricht mein *Mir-geht-es-gut-Kartenhaus* zusammen. Beim Mittagessen, dem ich diesmal nicht entgehen kann, schaufele ich nur eine kleine Portion Gemüse auf meinen Teller. »Kartoffeln?«, fragt Mama.

»Nein, danke!«, entgegne ich. Ich esse doch keine Kohlenhydrate, das weiß sie doch ganz genau! Ganz vorsichtig zerschneide ich die erste Möhre in kleine Teile, ehe ich sie langsam in den Mund stecke. Ich spüre die Blicke aller am Tisch Sitzenden auf mir. Ich kaue und kaue. Unter Beobachtung fällt mir das Essen noch schwerer.

Die Stimmung am Tisch ist so eisig, dass ich das Gefühl habe, man könnte die Luft um uns herum in Blöcke schneiden. Und ich schäme mich, weil ich weiß, dass es an mir liegt. An mir und meinem Essverhalten. Deshalb wage ich kaum, vom Teller aufzusehen. Um die Grabesstimmung zu überspielen, beginne ich ein paar belanglose Gespräche, an denen niemand wirklich Interesse hat. Am wenigsten ich.

Abends verkrümele ich mich wieder in die Wanne, sobald ich aus der Küche Geschirr-Geklapper höre. Sollen sie doch alleine essen! Als ich später einigermaßen gut gelaunt aus dem Bad komme, höre ich, wie die Schwester meiner Oma zu Mama sagt: »Dagmar, Tina ist krank. Du musst etwas unternehmen, sonst passiert noch was!« Ich höre Mama schluchzen. Unschlüssig stehe ich im Flur. Ich weiß nicht, wie ich mich verhalten, was ich sagen soll.

Schließlich gebe ich mir einen Ruck und gehe ins Wohnzimmer. »Wollt ihr einen Tee?«, frage ich betont fröhlich in die Runde. Die Situation gefällt mir nicht, sie überfordert mich. Ich will nicht *die Kranke* sein. Schnell drehe ich mich um und flüchte, ohne eine Antwort abzuwarten, in die Küche.

Leise dringt das Murmeln der beiden Frauen durch die angelehnte Wohnzimmertür. Zu leise, um etwas zu verstehen. Natürlich reden sie über mich. Dabei will ich ihnen allen doch gar nicht solche Sorgen machen! Zumindest nicht so, dass Mama weint! Mir ist zum Heulen zumute. Deshalb lasse ich mir besonders viel Zeit, bevor ich mit drei Tassen voll heiß dampfendem Tee wieder zurück ins Wohnzimmer gehe. Ich kuschele mich an Mama, die blass und angestrengt aussieht.

»Kommst du gleich noch schnell mit in den Supermarkt, für das Frühstück einkaufen?«, fragt sie und ich bin froh über den Themenwechsel.

»Klar, gerne«, erwidere ich. Obwohl ich das Spiel durchschaue – ich soll mir mal wieder aussuchen, was ich gerne essen möchte –, freue ich mich darauf, etwas mir ihr zu unternehmen, zu reden, ihr nahe zu sein.

Kurz vor Ladenschluss hetzen wir ins Geschäft. Ich stehe gerade am Einkaufswagen und kämpfe mit dem Schloss, das meinen Wagen mit den anderen verbindet, als ein paar Jungs an mir vorbeischlendern. Sie sind nur wenig älter als ich, schubsen sich, zeigen auf mich und lachen. Plötzlich ruft einer: »Bohnenstange, wo hast du denn deinen Arsch verloren?« Dann grölen sie noch lauter und gehen weiter.

Ich tue so, als hätte ich nichts gehört. Aber mir schießen die Tränen in die Augen. Auf einmal ist alles zu viel. Ich habe die Probleme nicht zu Hause gelassen. Ich kann sie nicht mehr zu Hause lassen. Sie kleben an mir, lassen nicht los. Ich BIN das Problem. Und zwar nicht nur für mich, sondern auch für meine Mama, die den Spruch der Jungen gehört hat und mit Tränen in den Augen auf mich zuläuft, um mich tröstend in den Arm zu nehmen. Zum ersten Mal seit langer Zeit kann ich richtig weinen, es schüttelt mich, Rotz läuft mir aus Nase und Mund. Es ist alles nass, salzig, eklig. Es kommt aus ganz tief drinnen. Ich kann nicht mehr. Ich weine und weine.

»Wir schließen!«, quäkt da plötzlich eine Kassiererin. Ungerührt. Woraufhin wir ohne Einkauf, fest umschlungen, den Laden verlassen.

Jetzt endlich ist das Problem tatsächlich in der Welt, es ist offiziell vorhanden. Jetzt endlich können wir darüber reden. Jetzt endlich kann ICH darüber reden. Mir wird ganz übel, als ich Mama – als ich überhaupt zum ersten Mal – erzähle, was ich in den vergangenen Monaten alles angestellt habe, um abzunehmen. Ich schäme mich so sehr. Es kommt mir selbst so absurd vor. Was für eine Zeitverschwendung, denke ich. Was für ein Irrsinn! Und je mehr ich darüber rede, desto mächtiger fühlt sich die Krankheit an, desto größer wird sie und desto mehr fühlt sie sich überhaupt als Krankheit an. Wie soll mein Leben je wieder anders werden? Wieder überrollt mich der nächste Heulkrampf. Ich habe Angst. Riesenangst. Ich kann nicht mehr reden. Nur heulen. Und Mama heult mit. Sie nimmt mich in den Arm, streichelt mich und sieht dabei so unendlich traurig aus. Aber nicht nur traurig. Auch leer. Entsetzt, sprachlos, ungläubig. »Warum?«, fragt sie manchmal. Dann sagt sie wieder: »Und ich habe das erst gar nicht mitbekommen.« Ihr steht das Entsetzen ins Gesicht geschrieben. Und ich könnte mich auf der Stelle übergeben, dass ich ihr das alles antue, dass ich mir das alles antue. Dass ich so bin, wie ich bin.

Wir reden bis tief in die Nacht und am nächsten Tag weiter. »Das schaffen wir nicht alleine, wir brauchen Hilfe«, sagt Mama und ich gebe zu, dass sie recht hat. Das schaffe ich nicht alleine. Das schaffe ich schon lange nicht mehr.

Endlich fühle ich mich wieder, habe Mitleid mit meinem geschundenen Körper, meiner Mutter, meinen lieben Verwandten. Ich spüre, wie schwach mein Körper ist, realisiere, wie wenig ich tatsächlich esse, und versuche, meiner Mutter zu erklären, dass ich einfach nicht essen kann. Dass mein Körper sich verweigert, so als hätte das Gehirn den Befehl *Essen nehmen, in den Mund stecken, kauen, runterschlucken* ausgeschaltet. Zumindest bei allen Lebensmitteln, die viel Fett oder Kalorien enthalten. Ich habe so etwas wie eine Ess-Sperre. Im Kopf. Zum ersten Mal erkenne ich, wie krank ich tatsächlich bin. Und zum ersten Mal spüre ich die Angst zu sterben. Ich habe Angst, diese Reise zu meinen bayerischen Verwandten könnte meine letzte Reise sein. Ich brauche Hilfe! Ganz dringend.

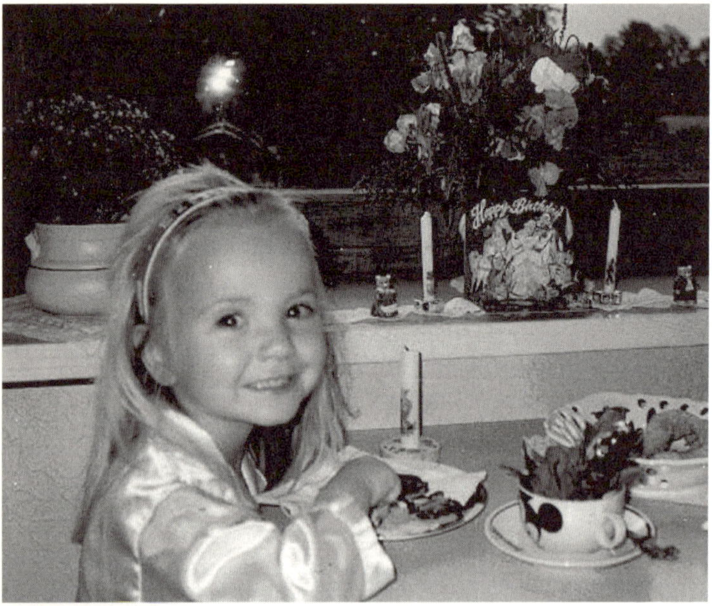

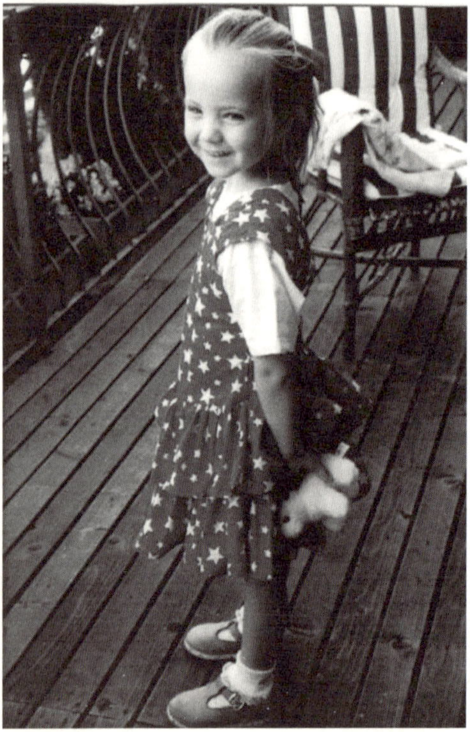

Mein fünfter Geburtstag

Mit sechs Jahren

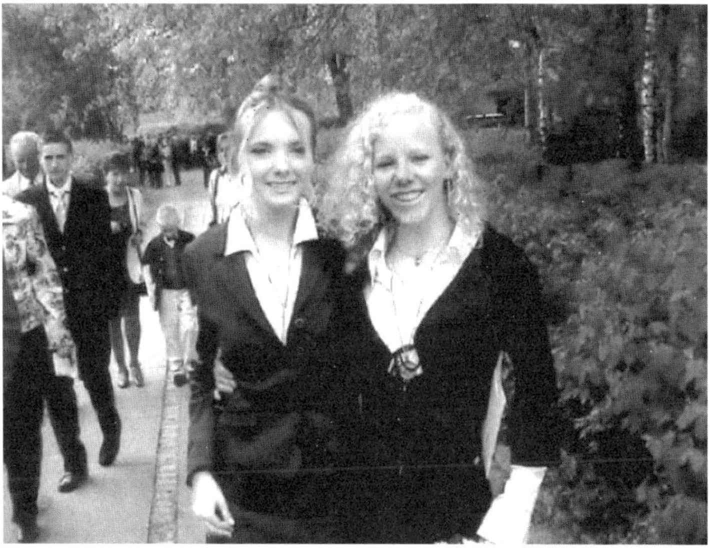

April 2004: Meine Konfirmation

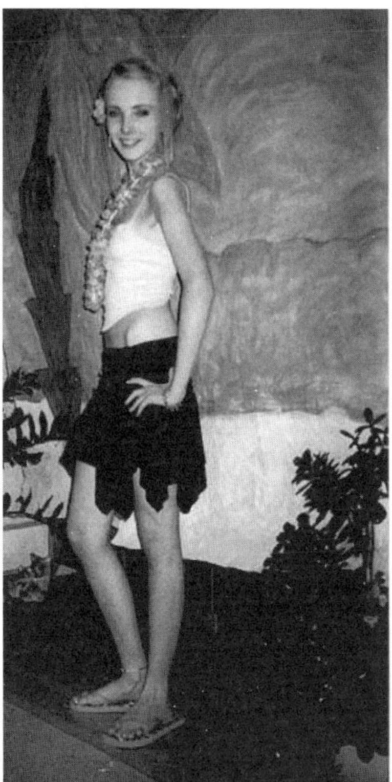

27.08.2004: Mein 15. Geburtstag, sechs Monate vor dem Aufenthalt in Bad Bramstedt

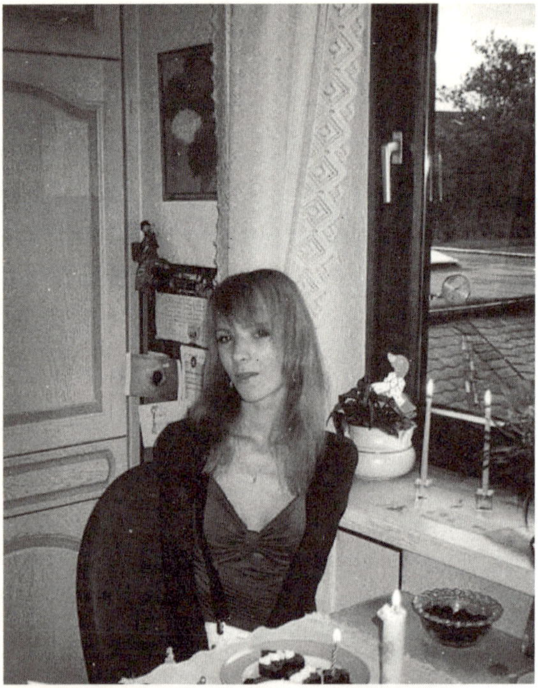

27.08.2005: Mein 16. Geburtstag, kurz nach dem Aufenthalt in Bad Bramstedt

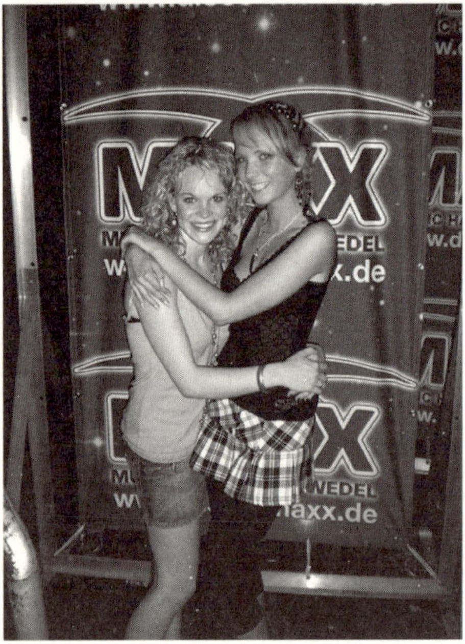

Sechs Monate nach dem Aufenthalt in Bad Bramstedt

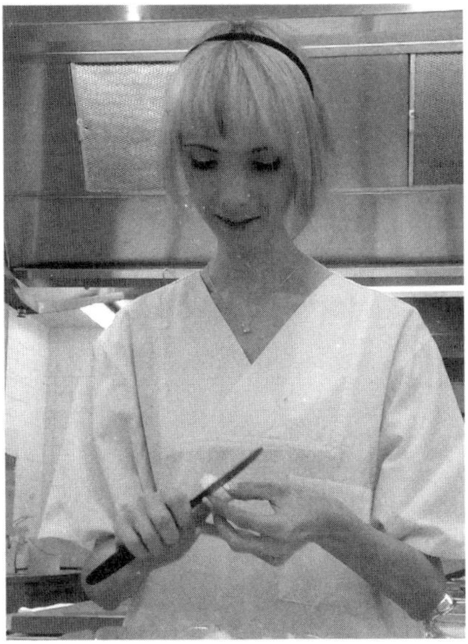

Juli 2007 in Freyung

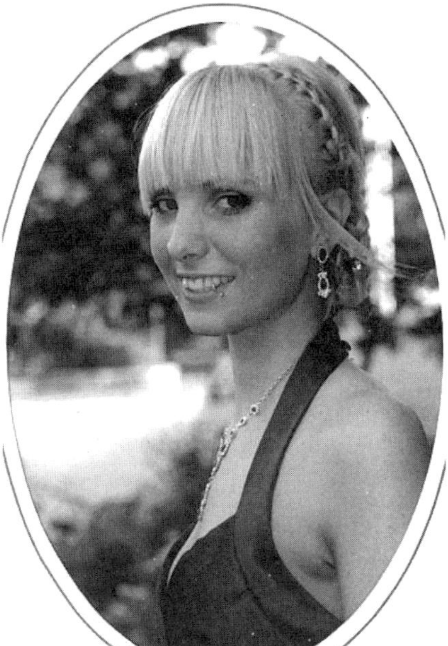

04.07.2009: Mein Abiball

6

»Das Schlimmste war die Zeit nach der Entscheidung, in die Klinik zu gehen, die Zeit, bis Christina dann endlich aufgenommen wurde, diese Monate endlosen Wartens. Christina wollte sich helfen lassen, bekam aber keinen Therapieplatz. Und dabei wurde sie immer dünner und dünner, schwächer und schwächer. Ich hatte Todesangst um meine Tochter. Es war zum Verzweifeln.«

Dagmar Helmis, Tinas Mutter

Meine Mutter schlägt vor, dass wir zunächst mal mit unserer Hausärztin über mein Problem sprechen. Und mein Vater unterstützt die Idee. Je schlechter es mir geht, desto enger rücken meine Eltern zusammen, habe ich das Gefühl.

Mama bekommt sofort einen Termin, als sie bei Frau Dr. Claus anruft. Unsere langjährige Familien-Hausärztin ist eine nette ältere Dame, die schon lange in ihrem Beruf arbeitet und dementsprechend erfahren ist.

Als ich im Sprechzimmer meine Schichten an Pullovern ausziehe, damit sie mich abhören kann, fange ich Dr. Claus entsetzten Blick auf, mit dem sie meinen Körper mustert: die dünnen Arme, die herausstechenden Schulterblätter, die Rippen, die sich deutlich abzeichnen. Ihr Entsetzen verletzt und befriedigt mich gleichermaßen. Es fühlt sich schlimm an, als lebendiges Schreckgespenst durch die Welt zu laufen, es ist aber eben auch schön, so anders zu sein. Halt suchend sehe ich zu meiner Mutter hinüber, die sich erschrocken von mir abwendet. Ich nehme es ihr nicht übel: Da ich es stets vermieden habe, dass sie mich nackt sieht, muss der Schock für sie besonders groß sein. »Wie die hungernden Menschen in Afrika«, wird sie sagen, sobald wir die Praxis verlassen. »Wie die hungernden Menschen in Afrika« ...

Dr. Claus fängt sich relativ schnell, kontrolliert Blutdruck, Herzschlag und Atmung und stellt mich auf ihre Waage: 45 Kilo. Durch ihre schmalen Brillengläser schaut sie mich ernst an: »Tina, du hast Magersucht. Das ist eine schlimme Erkrankung, an der viele junge Mädchen sterben. Die meisten kommen wie du aus liebevollen Elternhäusern, sind sehr sensibel und intelligent.« Ich schlucke. Dabei wollte ich doch nur ein bisschen abnehmen! Ich will weder Model werden, noch habe ich irgendwelche Probleme, die groß genug sind, um mich so krank zu machen. Oder? Was habe ich falsch gemacht?

Die Ärztin scheint meine Gedanken zu spüren. »Es ist nichts, wofür du dich schämen musst«, erklärt sie mir, »aber Magersucht ist eine gefährliche psychische Erkrankung und wir müssen schnell reagieren. Du solltest in eine Klinik gehen, und zwar stationär, das heißt, du solltest auch eine Weile dort bleiben. Nur so kann dir geholfen werden. Ich kenne eine gute psychosomatische Klinik in Bad Bramstedt. Das ist nicht weit von hier und deine Eltern könnten dich regelmäßig besuchen.« Sie tauscht einen schnellen Blick mit meiner Mutter. »Dort wird man dir helfen, wieder gesund zu werden.« Ich nicke langsam. Auch wenn ich nicht an das glauben kann, was sie da gerade gesagt hat. Wie sollen die mich dort gesund machen?

Frau Dr. Claus schreibt sofort eine Überweisung. Trotzdem müssen wir uns auf eine längere Wartezeit einstellen, warnt sie uns vor, weil die Klinik sehr begehrt ist, kann es manchmal Monate dauern, bis ein Therapieplatz frei wird.

M-O-N-A-T-E!!!

Der Gedanke daran, dass ich Monate warten soll, bis mir endlich jemand hilft, zieht mir den Boden unter den Füßen weg. So lange? Was ist, wenn ich dann gar nicht mehr lebe? Was, wenn ich in diesem Zustand keine Monate mehr durchhalte, sondern vorher sterbe?

Die Tage vergehen quälend langsam. Am Verhalten meiner Mutter merke ich, dass sie sich große Sorgen um mich macht. Jeden Tag ruft sie mich mehrfach von der Arbeit aus an und erkundigt sich, wie es mir geht. Und mir geht es schrecklich.

Das Sitzen oder Liegen tut mir weh, da es kein Fett mehr gibt, das mich polstert, mein Körper ist übersät von blauen Flecken. Ich bekomme schlecht Luft und habe permanent Angst, in Ohnmacht zu fallen, was ich glücklicherweise meist durch rechtzeitiges Hinsetzen und tiefes Durchschnaufen verhindern kann. Meine Hände und Füße sind eiskalt, überhaupt friere ich jetzt ununterbrochen, egal, wie viele Kleidungsschichten ich übereinanderziehe. Noch dazu beginnt die kälteste Jahreszeit. Auch das macht mir Angst.

Jeden Tag schleppe ich mich morgens in die Schule und mittags zurück nach Hause. In der Schule wird es immer ungemütlicher. Inzwischen versucht kaum noch jemand, mich anzusprechen. Eingeladen werde ich überhaupt nicht mehr. Dabei kann ich gar nicht genau sagen, ob ich mich zurückgezogen habe oder die anderen. Wahrscheinlich beide.

Ich bin nun offiziell der Exot der Schule, von allen werde ich begafft. Beim Schulfest erklärt sogar ein Lehrer bei meinem Anblick laut, dass es schlimm sei, wenn sich Eltern nicht vernünftig um ihre Kinder kümmern würden. Ich schäme mich. Und bin so wütend. Die Leute haben keine Ahnung von meiner Krankheit. Es tut mir leid, dass meine Mutter sich diesen Vorwurf gefallen lassen muss. Meine liebevolle, besorgte Mutter.

Vom Schulsport hat mich Dr. Claus befreit, weil ihr mein Herz Sorgen macht. Es ist durch die Magersucht stark geschwächt. Seit ich gelesen habe, dass die meisten Magersüchtigen an Herzversagen sterben, verfolge ich panisch mein gelegentliches Herzrasen, das ich immer dann bekomme, wenn ich mich mal etwas schneller bewegt oder zu heiß gebadet habe. Aber auch wenn ich keine Herzprobleme hätte, könnte ich mich zum Sport überhaupt nicht mehr aufraffen. Ich fühle mich zu müde und zu schlapp. Selbst Sit-ups strengen mich zu sehr an. Gleichzeitig werde ich durch meinen Bewegungsmangel zunehmend aggressiv und lasse meinen Frust ständig an meiner Mutter aus.

Und – auch wenn es merkwürdig klingt – das Schlimmste von allem: Ich verliere meine Haare. Wenn ich sie wasche, schwimmen neuerdings lange blonde Strähnen in der Wanne, ständig hängt meine Bürste voll, mein Bett, meine Kleidung. Sie fallen büschelweise aus. Das frustriert mich so sehr, dass ich bald auch aufhöre, mich zu schminken. Die Nägel habe ich mir schon lange nicht mehr lackiert. Wozu auch? Ich sehe sowieso schlimm aus, das sieht jeder, auch mit Schminke, das brauche ich gar nicht erst vertuschen. Außerdem soll mein Äußeres zu meinem Innenleben passen – es ist alles kaputt. Und die Klinik bietet mir noch immer keinen Platz an . . .

Ich erinnere mich noch sehr genau, dass es mir früher mal anders ging. Besser. Viel besser. Ich war kräftig und fröhlich, beliebt und unternehmungslustig. Von alldem ist nichts geblieben. Und ich kann es nicht ändern.

Manchmal blättere ich in den Büchern über Magersucht herum und lese ein bisschen. Aber wozu? Ich kenne die Krankheit, ich weiß, wie man sich fühlt. Nur meiner Mutter helfen diese Bücher zu verstehen, was eigentlich mit mir los ist.

Stattdessen tummele ich mich seit Neuestem lieber in Foren für Magersüchtige, tausche mich mit den anderen aus, erfahre, dass auch ihnen die Haare ausfallen, manchen sogar die Zähne. Die Zähne? Horror! Horror, Horror, Horror!!!

Immer wieder stoße ich auch auf Tipps, wie man sein Hungergefühl noch weiter ausblenden kann. Ein Mädchen schreibt, man solle Eiswürfel lutschen, das würde nicht nur den Hunger lindern, sondern zusätzlich noch Kalorien verbrauchen. Eiswürfel? Mir ist doch eh schon ständig kalt. Ich lasse lieber diese kleinen Süßstofftabletten auf meiner Zunge zergehen. Das prickelt so schön, ist süß und ich habe nicht das Gefühl, gleich auseinanderzugehen. Es fühlt sich harmlos an.

Die Weihnachtsferien beginnen. Endlich! Und ich bin froh, erst mal nicht mehr in die Schule zu müssen. Doch zugleich wird die Warterei – ohne jegliche Form der Ablenkung – nun noch unerträglicher. Die Klinik hat sich noch immer nicht gemeldet, ich habe Angst davor, was mit meinem Körper passiert, spüre, dass er jeden Tag schlechter funktioniert. Und noch immer kann ich nicht essen. Immer öfter breche ich ganz plötzlich in Tränen aus, weil ich so unglücklich, bedrückt und verzweifelt bin.

»Magst du nicht ein bisschen bummeln gehen?«, schlägt

meine Mutter mir vor, als sie mich wieder einmal von der Arbeit aus anruft.

»Nein!« Ich wehre energisch ab.

»Tina, deine Klamotten schlabbern alle nur noch an dir herum.«

Na und?

»Du wirst dich bestimmt besser fühlen, wenn du mal wieder etwas Schönes anziehen kannst.«

Hm . . . Es gab eine Zeit, da bin ich richtig gerne shoppen gegangen, denke ich. »Ja, vielleicht, das kann ich ja nachher mal machen.«

Meine Mutter freut sich hörbar: »Prima, ich habe dir Geld auf den Küchentisch gelegt. Bis später.«

Ich glaube, sie ist einfach froh, wenn sie weiß, dass ich beschäftigt bin. Vielleicht hofft sie sogar, dass ich durch irgendetwas endlich mal wieder Spaß am Leben finde. Aber ich bezweifele, dass es so einfach ist.

Missmutig ziehe ich los, wobei ich versuche, die Blicke der Menschen, die mir unterwegs begegnen, zu ignorieren. Natürlich starren sie mich an, drehen sich um, tuscheln über mich. Durch eine Schaufensterscheibe entdecke ich die coole Verkäuferin im Jeans-Geschäft, die damals meinte, ich sei zu fett für Miss-Sixty-Jeans. Wahnsinn, das ist erst zwei Jahre her! Ich mustere dabei die Kaugummi kauende Frau und stelle verwundert fest, dass sie mindestens eine Konfektionsgröße mehr als ich trägt. Für einen kurzen Augenblick bin ich stolz auf meine dünnen Beine, die schmale Taille, den kleinen Po.

Dieses Gefühl kippt allerdings schlagartig, als ich feststelle, dass mir die normalen Frauengrößen nicht mehr passen. Alles schlackert irgendwie an mir herum – zumindest in der Erwachsenenabteilung. Erst in den Geschäften mit den Kinderabteilungen werde ich fündig. Mehr zum Spaß schlüpfe ich in die winzigen Kleidungsstücke. Und sehe, was mir eigentlich längst klar war: Mir passen jetzt T-Shirts für Zwölfjährige! Unglücklich sinke ich in der Garderobe auf einen Hocker und lasse den Kopf in meine Hände sinken. Ich bin viel zu schwach, um aufzustehen, bleibe eine Weile einfach nur so sitzen.

Es dauert ein paar Minuten, ehe ich mich wieder aus der Kabine und zwischen die neugierig starrenden Menschen wage. Auf dem Weg zur Kasse entdecke ich ein blaues Shirt mit einer niedlichen Ente drauf. Die Ente trägt einen Regenschirm und daneben prangt der Schriftzug *Singing in the rain* . . . Ich nehme das Shirt vom Ständer. Das, so nehme ich mir vor, werde ich tragen, wenn ich endlich in die Klinik darf . . . Weil ich die Ente mag – und weil es mich daran erinnern soll, dass ich endlich zunehmen muss! Auf einmal bin ich zum ersten Mal seit langer Zeit wieder ein bisschen froh.

Als ich am Abend vom Einkaufen nach Hause komme, erwartet Mama mich bereits. »Nanu, was machst du denn schon hier?«, wundere ich mich.

Sie strahlt: »Ich durfte früher nach Hause. Hast du etwas Schönes gefunden?«

Ich ziehe meine diversen Kinder-T-Shirts aus der Tüte und präsentiere sie meiner Mutter. Ihr steht der Schreck ins Gesicht geschrieben, ungläubig starrt sie auf das Schild: »152«, formen ihre Lippen. »152. Ach, Tina!«

Doch dann gibt sie sich einen Ruck: »Na, komm erst mal essen.« Erst jetzt sehe ich, dass der Tisch festlich gedeckt ist mit Tischdecke, Blumen und Kerzen. Mein Blick wandert zurück zu meiner Mutter, fragend sehe ich sie an. Sie so tut, als wäre alles ganz normal, so wie immer. »Ich wollte es uns nur ein wenig gemütlich machen«, spielt sie ihre Bemühungen herunter.

»Aha«, sage ich und verschränke die Arme vor der Brust. Wahrscheinlich hat sie in einem ihrer Magersucht-Ratgeber gelesen, dass man es den Essgestörten besonders nett machen soll beim Essen. Ich verdrehe die Augen. Warum versteht sie nicht, dass ich nicht essen kann? Ganz egal, wie der Tisch aussieht. Aber ich will nicht, dass sie schon wieder traurig ist. Also setze ich mich an den Tisch und überwinde mich, während meine Mutter sich ziemlich offensichtlich um gute Stimmung bemüht, ihr zuliebe wenigstens ein paar Happen zu essen. Widerwillig. Ich mag nicht. Und wenn sie mich so erwartend anschaut, mag ich schon gar nicht.

Der Ärger in mir staut sich immer mehr an und schnürt mir die Kehle zu, bis ich mit einem lauten Scheppern, das meine Mutter zusammenzucken lässt, meine Gabel auf den Teller schmeiße. »Versuch nicht immer, mich zum Essen zu zwingen!«, brülle ich, springe auf, laufe in mein Zimmer und knalle die Tür zu. So! Die kann mich mal!

»Christina?« Jetzt steht sie auch noch vor meiner Tür.

»Lass mich!«

»Christina, mach doch mal auf!«

»Nein!«

»Bitte!« Darauf antworte ich gar nicht erst!

Kurz darauf höre ich, wie sich ihre Schritte entfernen, und anschließend höre ich sie in der Küche arbeiten. Ich sinke aufs Bett. Sie hat es so lieb gemeint. Ich denke an den hübsch gedeckten Tisch und an die Mühe, die sie sich gegeben hat. Mir wird ganz übel bei diesem Gedanken. Ich hasse mich und diese heimtückische Krankheit. Warum kann ich nicht endlich normal sein?

In der Klinik werde ich essen. Und Weihnachten. Weihnachten werde ich auch essen, nehme ich mir fest vor. Weihnachten wird ein Fresstag!

Da es bei uns kein traditionelles Weihnachtsessen gibt, entscheiden meine Mutter, meine Großeltern und ich meist gemeinsam, was am Heiligabend auf den Tisch kommt. Aufgrund meiner Krankheit darf in diesem Jahr allerdings ich das Weihnachtsessen aussuchen: »Ich wünsche mir Raclette«, lege ich also fest. Zum einen mag ich das gerne, weil man so schön gesellig zusammensitzt, während man darauf wartet, dass der Inhalt der Pfännchen im Tischgrill warm wird. Zum anderen ermöglicht mir Raclette aber auch ganz gut, selbst zu entscheiden, was ich essen möchte und wie viel.

Wie immer in der letzten Zeit sind alle in meiner Familie etwas angespannt, wenn sie mit mir an einem Tisch sitzen und wir zusammen essen. Das macht die ganze Angelegenheit etwas verkrampft, obwohl es doch gemütlich sein sollte – gerade am Heiligen Abend. Jeder meiner Bissen wird beobachtet, heimlich gezählt und ich fühle mich dabei natürlich mal wieder unangenehm kontrolliert. Trotzdem gelingt es mir diesmal, tatsächlich mehrere Pfännchen voll Gemüse zu nehmen. Und auch wenn ich den Käse weglasse: Ganz allmählich steigt die Stimmung am Tisch. Meine Mama und meine Großeltern wirken wahnsinnig erleichtert, weil ich tatsächlich mit ihnen esse. Ich selbst bin mindestens genauso glücklich, dass es mir gelingt, und deshalb greife ich zu und noch einmal zu und noch einmal und noch einmal. Bis mir irgendwann entsetzlich schlecht wird. Mein Magen ist eine solche Nahrungsaufnahme einfach nicht mehr gewohnt. Er wehrt sich, bläht sich auf, bis ich das Gefühl habe zu platzen. Das sind ungeheure Schmerzen. Ängstlich halte ich meinen Bauch und meine Mutter erkennt sofort, dass etwas nicht in Ordnung ist. »Was ist?«, fragt sie besorgt. Auch meine Großeltern sehen mich erschrocken an.

»Ich habe solche Bauchschmerzen!« Ich krümme mich und wimmere. Mama bringt mich in mein Zimmer und legt mir eine Wärmflasche auf den Bauch. Die ganze Nacht über bleibt sie bei mir, massiert meinen Bauch in kreisrunden Bewegungen, streichelt über meine Stirn oder wechselt die Wärmflasche. Ich bin froh, dass sie da ist. Am liebsten würde ich mich übergeben, damit ich das viele Essen wieder loswerde, aber meine Angst hält mich zurück. Ich weiß, dass so viele Magersüchtige in die Bulimie, in die Ess-Brech-Sucht, schlittern.

Sofort nach den Feiertagen ruft Mama wieder in Bad Bramstedt an. In diesem Jahr klappt es garantiert nicht mehr, alle Plätze seien belegt, sagt man ihr.

Was ist das für eine Krankheit, an der Menschen sterben – und für die es keine Krankenhausplätze gibt? Bei Mama und mir wächst die Verzweiflung. Auch weil das Ferienende und damit der Schulbeginn näher rücken.

Ich weine nun so gut wie jeden Tag – unter der Woche, wenn ich aus der Schule nach Hause komme, aber am schlimmsten an den Sonntagen. Mama und ich sind mit den Nerven bald völlig am Ende. Wann kann ich endlich ins Krankenhaus?

Es dauert Monate. Zäh fließende, furchtbare Monate. Erst im Frühjahr 2005 ist es so weit: Ich werde von der Schule beurlaubt und bekomme meinen lang herbeigesehnten stationären Therapieplatz. Endlich!!! Nun wird alles gut!

7

»Christina Helmis sagt, sie würde sich schöner finden, wenn sie etwas mehr wiegen würde. Eine Gewichtszunahme von circa 5 Kilogramm würde sie in Ordnung finden, sie habe mehrfach versucht, wieder mehr zu essen, aber würde es nicht schaffen. Sie verbiete sich das Essen ... Wenn sie sich vornehme, wieder mehr zu essen, bekomme sie ein schlechtes Gefühl und die Gedanken ›Wenn ich noch mehr abnehme, sehe ich noch besser aus und bekomme noch mehr Komplimente‹. Lange Zeit habe sie ihre Essstörung bagatellisiert und sei zu einer Therapie nicht motiviert gewesen. Inzwischen wolle sie aber an sich arbeiten.«

Aus dem Klinikbericht der Medizinisch-Psychosomatischen Klinik Bad Bramstedt

Während sich andere Mädchen mit 15 Jahren auf den Weg zur Schule machen, den Kopf voller Gedanken über anstehende Klassenarbeiten, Partys, Freundinnen oder den Streit mit ihrem Freund, breche ich nun also in eine Klinik für psychisch Gestörte auf. *Klinik für psychosomatische Störungen* heißt das korrekt.

Es ist ein sonniger Morgen. Als leidenschaftlicher Langschläfer dämmere ich auf der Fahrt noch eine Weile vor mich hin. Erst als ich nach einer guten halben Stunde kurz hinter dem Ortseingang von Bad Bramstedt das Schild mit dem Hinweis *Psychosomatische Klinik* entdecke, bin ich hellwach: »Hier müssen wir links«, dirigiere ich Mama voller Anspannung in eine schöne Allee. Erst stehen rechts und links noch kleine Einfamilienhäuser, doch dann blitzt auf einmal zwischen den kahlen Bäumen die Klinik hindurch. Erstaunlich viele Menschen sitzen um diese Zeit schon vor dem Gebäude auf den Treppen oder spazieren über das waldreiche Gelände. Wir halten auf dem Parkplatz direkt vor dem modernen Haus. Ich freue mich, bin aber auch sehr aufgeregt, weil ich nicht weiß, was mich erwartet. Mama hilft mir beim Ausladen des Koffers, er wiegt wahrscheinlich nicht viel weniger als ich zu diesem Zeitpunkt.

Ganz dicht hinter meiner Mutter betrete ich das Klinikgebäude. Sie fragt nach dem Weg zu meiner Station – es ist eine Frauenstation mit allen möglichen Erkrankungen: Ängsten, Zwangsstörungen, Depressionen und eben auch Essstörungen.

Ich bin froh, dass Mama bei mir ist, da ich mich in diesem Durcheinander leicht verloren fühle. Das Klinikgebäude wirkt riesig. Von überall zweigen Gänge ab, über die unzählige Menschen huschen: in Kitteln oder Bademänteln, Jogginganzügen und normaler Straßenkleidung. Ein Mann kommt uns entgegen, der immer drei Schritte vorwärts und dann einen zurückgeht. Erstaunt sehe ich ihm hinterher. »Das ist wohl einer mit einer Zwangsstörung.« Meine Mutter schaudert unwillkürlich. Aha. Ich nicke. Und rücke noch näher an sie heran.

Inzwischen haben wir meine Station erreicht, wo uns eine freundliche Schwester mein künftiges Zimmer zeigt. Ich teile es mir mit Susanne, einer Frau, die deutlich älter ist als ich, mindestens Mitte 20. Sie ist schlank, aber nicht dünn. Warum sie wohl hier ist?

Immerhin wirkt sie nett, begrüßt mich freundlich und räumt eilig ein paar Kleidungsstücke von meinem Bett. Unser Zimmer sieht nicht gerade kuschelig aus, eher nach sterilem Krankenzimmer mit einer wenig einladenden Sitzecke. Hilfe suchend blicke ich Mama an, die mir aufmunternd zulächelt. *Jetzt haben wir es endlich geschafft, das haben wir uns so lange gewünscht,* sagt ihr Blick. Sie sieht fast glücklich aus. Aber sie muss ja auch nicht hierbleiben . . .

»Gleich holt Sie die Ärztin zur Erstuntersuchung, dann schaffen Sie es vielleicht noch zum Frühstück«, erklärt die Schwester und verschwindet.

»Du kannst jetzt fahren«, sage ich zu Mama, die etwas verwundert guckt. Wahrscheinlich wäre sie auch gerne bei der Untersuchung dabei gewesen, aber das mache ich jetzt alleine, das MUSS ich jetzt alleine machen. Deshalb überwinde ich meine Scheu: »Ich schaffe das schon«, drängele ich und nehme meine Mutter in den Arm, um sie zu verabschieden. Seufzend streicht sie über mein stark ausgedünntes Haar. Es fällt ihr schwer, mich hier alleine zu lassen, das spüre ich. Aber immerhin akzeptiert sie meinen Wunsch.

»Mach's gut, pass schön auf dich auf, mein Fratz. Und wir telefonieren, ja? Ich besuche dich am Wochenende.«

»Klar«, sage ich. Mir fällt der Abschied auch schwer, auf einmal bereue ich, dass ich sie gerade aufgefordert habe zu gehen. Am liebsten würde ich weinen. Und einen kurzen Augenblick überlege ich, alles hinzuschmeißen und doch lieber wieder mit Mama zurück nach Hause zu fahren. Ich habe Angst vor dem, was mich erwartet. Aber dann rufe ich mir in Erinnerung, wie sehr ich diesem Termin entgegengefiebert habe und dass ich normalerweise um diese Zeit in der Schule sitzen würde. In der ätzenden Schule, von der man mich vorerst beurlaubt hat.

Also raffe ich meinen Mut zusammen. Jetzt werde ich wieder gesund, ihr werdet alle staunen, denke ich, als Mama hinter der Aufzugtür verschwindet. Ich atme tief durch.

Die Ärztin mustert mein niedliches Enten-T-Shirt ein bisschen erstaunt, als sie mich zur Untersuchung bittet. »Hier wird nicht mit Druck und Zwang gearbeitet wie in vielen anderen Kliniken«, teilt sie mir mit. »Wir bauen darauf, dass Sie selbst gesund werden wollen.«

Ja! »Ich will unbedingt wieder gesund werden!« Ich nicke bestimmt. Ohne Zwang – das klingt super!

Hier kann ich ganz neu starten. Ohne die permanente Erwartungs- und Enttäuschungshaltung meiner Familie oder die neugierigen Blicke und Sprüche meiner Schulkameraden, ohne diesen ganzen Druck wird es mir gelingen, die Krankheit zu besiegen, bin ich mir plötzlich ganz sicher.

Voller Zuversicht blicke ich die Ärztin an. Sie lächelt und verrät, dass ich jetzt das Stations-Küken sei, da es sich hier um eine ganz normale Erwachsenen-Abteilung handele.

Ich lächele zurück. Die Ärztin redet schon weiter: »Dienstag ist immer Wiegetag. Sollten Sie abnehmen, bekommen Sie Ausgangsverbot: *In Phase sein* nennen wir das. Raus darf nur, wer zunimmt.«

Na, sehr schön, von wegen *ohne Zwang!* Ich spüre, wie ein leichter Widerwille an mir hochkrabbelt, doch ich schüttele ihn schnell ab. Das ändert schließlich nichts an dem Entschluss, den ich gefasst habe – Phase hin oder her!

»Bitte mal ausziehen und auf die Waage steigen«, werden

meine Gedanken unterbrochen. 42 Kilo. Wow, so wenig hat meine Waage noch nie angezeigt, jubiliere ich innerlich und vergesse für einen kurzen Moment mal wieder, welche Konsequenzen ein solches Untergewicht für meinen Körper hat. Die freundliche Ärztin erinnert mich sofort daran: »Herz- und Kreislaufschäden, Nierenschädigungen, Magen-Darm-Probleme, entkalkte Knochen, Zahn- und Haarausfall.« Reflexartig greife ich in mein dünnes Haar. Schluss damit!

Da es nur bis halb neun Uhr Frühstück gibt, halten wir unser Gespräch kurz – für Untersuchungen bleibt schließlich noch genügend Zeit und ich bin ja vor allem hier, um zuzunehmen. Glücklicherweise hat meine Zimmernachbarin Susanne auch noch nichts gegessen, sie schlägt vor, gemeinsam in den Frühstücksraum zu gehen und mir alles zu zeigen. Wir betreten einen großen hellen Raum mit hohen Decken. An den Wänden hängen einige abstrakte Bilder. Geschirr klappert. Die Atmosphäre erinnert eher an eine Kantine als an ein Restaurant. Nur im kleinen Wintergarten sieht es gemütlicher aus. »Da essen die Privatpatienten«, klärt Susanne mich auf, »dort gibt es dann sogar Lachsbrötchen und Rührei mit Krabben, aber hier ist es auch ganz okay.« Dabei deutet sie mit ihrem Kopf zu dem Büfett in der Mitte des Raumes. Okay? Ich bin mit den riesigen Essensmengen komplett überfordert. Susanne schnappt sich einen Teller und lädt großzügig auf: Brötchen, Eier, Salami, Marmelade . . . Klar, sie ist ja auch nicht essgestört. Susanne leidet an Depressionen. Während sie sich am Büfett ihr Frühstück zusammenstellt, erzählt sie, dass sie sich oft so schlapp fühlt, dass sie es nicht mal schafft, aus dem Bett zu steigen und zu duschen.

»Das Gefühl kenne ich«, unterbreche ich sie sofort.

Ich bin froh: Susanne und ich haben etwas gemeinsam. Sie versteht mich. Endlich versteht mich mal jemand!

Vorsichtig nehme ich mir ein Brötchen vom Büfett, dazu Margarine und Marmelade. Ganz dünn bestreiche ich eine Brötchenhälfte und kaue dann lange darauf herum. Nach der ersten Hälfte weigert sich mein Körper weiterzuessen. Die Hand gehorcht meinem Gehirn einfach nicht mehr und bleibt stur neben dem Teller liegen.

»Bist du satt?«, will Susanne wissen.

Ich nicke: »Ich kann nicht mehr.«

Susanne runzelt die Stirn.

Obwohl die Frühstückszeit fast beendet ist, strömen permanent weitere Patientinnen in den Saal und verteilen sich auf die vielen Nachbartische. »Die Stationen mit den Essgestörten haben eigene Tische«, verkündet Susanne schmatzend. Ich sehe mich neugierig um. Die offensichtlich Essgestörten sind hier eindeutig in der Unterzahl. Die meisten Leute haben irgendwelche anderen psychischen Störungen. Trotz der vielen belastenden Krankengeschichten, die die Menschen mit sich herumtragen, ist die Stimmung an den Tischen erstaunlich heiter. Auch Susanne hat jetzt richtig gute Laune. Und meine Angespanntheit löst sich allmählich in Luft auf. Und was das Schönste ist: Alle reagieren nett auf mich, den Neuzugang, die Stationsjüngste – viele kommen sogar an unseren Tisch und sprechen mich direkt an. Aber anders als zu Hause stellt man mir hier keine abfälligen oder unangenehmen Fragen, sondern begegnet mir offen und freundlich. Schon nach kurzer Zeit fühle ich mich pudelwohl.

Direkt im Anschluss beginnt die sogenannte *Morgenrunde,* in der wir erfahren, was für den Tag alles ansteht. Und es steht viel an: Gruppen- und Einzeltherapien, Progressive Muskelentspannung, Ernährungsunterricht, Kochen, Kreativtherapie. Natürlich nicht alles für jeden an einem Tag, aber grundsätzlich kann ich alle Angebote während meines Klinikaufenthalts nutzen. Ganz schön viel!

Nach der Morgenrunde folge ich Susanne wieder durch die langen Flure zurück zu unserem Zimmer. In ihrer Nähe fühle ich mich einigermaßen beschützt, wobei ich trotzdem jedes Mal zusammenzucke, wenn eine Frau plötzlich neben mir anfängt zu brüllen oder uns jemand mit vom Waschen aufgescheuerten Armen und Beinen entgegenkommt. »Alles Zwangsgestörte«, konstatiert Susanne dann ungerührt und ich beeile mich, schnell wegzukommen und dabei möglichst dicht neben meiner unerschrockenen Begleiterin zu bleiben. Die vielen merkwürdigen Psycho-Krankheiten machen mir Angst, die Leute sind so unberechenbar.

Deshalb bleibe ich auch erst mal in meinem Zimmer, lese oder höre Musik. Bis Susanne mich an das Mittagessen erinnert. Schon wieder essen?

Susanne und ich steuern denselben Platz an, den wir schon beim Frühstück hatten: hinten rechts im Raum mit Blick auf den Eingangsbereich der Klinik und das kleine Wäldchen davor. So kann man sich leicht ein wenig *wegdenken* . . . Susanne stürzt sofort zum Büfett – ich bleibe noch einen Moment sitzen. Links neben mir ist ein Stuhl frei. Als sich jemand mit einem fröhlichen *Hallo* darauf niederlässt, drehe ich mich unauffällig um. Als Erstes fallen mir ihre Arme auf: Sie sind mit blutverkrusteten Striemen übersät, dazwischen leuchten in Blasslila lange schmale Narben. Es sieht furchtbar aus. So etwas habe ich noch nie gesehen, nur davon gehört, im Magersucht-Forum: Menschen, die sich selbst mit einem Messer oder einer Rasierklinge in die Haut schneiden. Als Susanne mit einem proppevollen Teller an unseren Tisch kommt, flüstert sie mir ins Ohr: »Eine Borderlinerin. Die ritzen sich, weil sie sich nur durch ihren Schmerz fühlen können – das sagen sie zumindest.« Sie können sich nur durch ihren Schmerz fühlen? Und deshalb schneiden sie sich selbst?

Noch immer entsetzt stehe nun auch ich auf, um mir etwas vom Büfett zu holen. Das mache ich lieber alleine – ohne Susanne. Schließlich fällt es mir nicht ganz leicht. Wie viel soll ich mir denn auf den Teller füllen? Da stehen zwar Musterteller, die zeigen, welche Portionsgröße empfohlen wird, trotzdem bin ich unsicher. Unauffällig beobachte ich die anderen Patientinnen, um einschätzen zu können, was *normal* ist. Ich nehme einen Klacks Kartoffelbrei, Erbsen und Karotten und ein kleines bisschen Gulasch. Den Salat lasse ich weg. Den habe ich lange genug gegessen. Einigermaßen stolz laufe ich zurück zum Tisch. Dort plaudern die meisten schon wieder freundlich und wild durcheinander, doch ich äuge immer wieder auf die misshandelten Arme neben mir: Wie kann man sich nur so etwas antun?

Ich fange an zu essen, will mir und den anderen hier zeigen, dass ich wirklich gesund werden möchte und nicht einfach von meinen Eltern und Ärzten gegen meinen Willen hier eingewiesen wurde. ICH war das, ICH bestimme. Der Wunsch, meine Disziplin zu beweisen, geht tatsächlich so weit, dass ich problemlos meine ganze Mittagsration verputze. Und anders als beim Frühstück klappt es auf einmal!

Mir gegenüber sitzt der einzige Mann in unserer Mittagsrunde: Norbert. Er ist auch der Einzige, der nicht auf meiner Station lebt, scheint aber häufiger zusammen mit den Frauen hier zu essen. Er hat einen tollen Humor, ist ganz eindeutig schwul und verwickelt mich gleich in ein lustiges Gespräch. Zwischendurch holt er sich drei Mal Nachschlag. Dabei ist er beinahe so spindeldürr wie ich, eigentlich auch ein typischer Magersucht-Patient. Als er zum vierten Mal aufsteht, um seinen Teller zu füllen, drehe ich mich zu Susanne um: »Ist Norbert schon geheilt?«

Sie schüttelt betreten den Kopf. »Der ist Bulimiker«, erklärt sie mir. »Warte mal ab, gleich nachdem er aufgegessen hat, verschwindet er erst mal auf dem Klo, um alles wieder loszuwerden.« Und tatsächlich. Kaum hat er auch seine vierte Portion verschlungen, steht Norbert auf und trabt in Richtung Toiletten. Die anderen an unserem Tisch schauen ihm betroffen hinterher. Und ich verstehe: Offenbar ist Norbert eines der größten Sorgenkinder unserer Krankengemeinschaft. Und wie eine Gemeinschaft fühlt es sich hier tatsächlich an – meine neue Krankenhausfamilie.

Am Nachmittag habe ich meine erste Therapiestunde. Ich bin so aufgeregt, dass ich schon beim Betreten des Behandlungszimmers mit den Tränen kämpfe. Die mütterlich wirkende Therapeutin bittet mich beinahe übertrieben freundlich, Platz zu nehmen. Sie hat dabei ein bisschen was von einer Kindergärtnerin. Ihre Augen strahlen freudig. Frau Horn hat ein offenes Gesicht mit rehbraunen Augen und schulterlangen dunklen Haaren. Ich fühle mich bei ihr gleich gut aufgehoben.

Neben meinem Stuhl steht eine Riesenpackung Taschentücher – wohl, um die Tränen wegzuwischen. Ich muss mich zusammenreißen, um nicht nervös loszukichern. Auch wenn mir selbst eben noch zum Heulen zumute war. Ich bin einfach maximal angespannt.

Interessiert sehe ich sie an. Mit einem großen Zettel in der Hand wuchtet sie sich in den Sessel neben meinem und bittet mich, ihr kurz meine Lebensgeschichte zu skizzieren.

»Ah, deine Eltern haben sich getrennt«, platzt sie sofort in meine Erzählungen und beginnt dann hektisch, etwas auf ihr Blatt zu kritzeln. Damit scheint für sie alles klar zu sein. Schwupps! lande ich in der ausgeleierten *Scheidungskinder-Schublade*. Das ärgert mich, aber immerhin vertiefen wir das Thema vorerst nicht. Offenbar möchte Frau Horn mich erst mal allgemein kennenlernen.

Was sie in unserer ersten Sitzung schon mehr interessiert, ist – natürlich – mein Essverhalten: »Was isst du denn so auf den Tag verteilt?«

»Also zum Frühstück ein Knäckebrot. Dann ein bisschen Obst oder Gemüse, am liebsten Gurken, Tomaten, Möhren oder Äpfel. Ein paar Reiskräcker und am Abend Salat.«

»Und was steht auf deiner schwarzen Liste?«

»Auf meiner schwarzen Liste?« Ich bin irritiert.

Die Ärztin lächelt mich liebevoll an: »So nennen wir hier die Lebensmittel, die Essgestörte sich nicht erlauben.«

Ach so! »Na, dann steht alles auf meiner Liste außer Knäckebrot, Reiskräcker, Obst und Gemüse.«

Die Therapeutin lacht: »Na, dann hast du ja eine lange Liste! Und was trinkst du?«

»Am liebsten Tee oder Cola light.« Sie schreibt alles auf.

»Warum bist du hier?« Diese Frage kommt zwar nicht wirklich überraschend, aber sie wirft mich trotzdem ein wenig aus der Bahn. Jetzt laufen doch die Tränen, ich brauche ein

Taschentuch, nein, mehrere Taschentücher und bald bin ich froh, dass die Familienpackung neben mir steht. »Ich halte das alles nicht mehr aus«, schluchze ich, »mein ganzes Leben dreht sich nur um Essen beziehungsweise um *Nicht-Essen*. Ich kann an gar nichts anderes mehr denken. Dabei will ich gar nicht mehr schlapp sein, ich will nicht mehr lügen, ich will wieder normal leben. So wie früher. Ich will ausgehen und Spaß haben und nicht immer nur Angst, dass mir jemand was zu essen anbieten könnte. Ich will, dass meine Eltern aufhören, sich Sorgen um mich zu machen. Ich will das alles nicht mehr.«

»Warum isst du dann nicht?« Die Frage ist reine Provokation, dennoch bringt sie mich noch weiter aus der Fassung.

Rasend schnell vergehen die 50 Minuten, die eine Therapiestunde in Bad Bramstedt dauert. Als die Zeit um ist, würde ich am liebsten einfach sitzen bleiben. Aber natürlich geht das nicht; vor der Tür wartet schon das nächste Mädchen auf seinen Termin. Gesine Horn verabschiedet mich mit einem aufmunternden Händedruck. Sie verspricht, dass wir in den kommenden Wochen alle Vor- und Nachteile der Magersucht besprechen und aufarbeiten werden. Vorteile? Ich bin überrascht. Bis jetzt bin ich noch nie auf jemanden gestoßen, der von den Vorteilen dieser Erkrankung gesprochen hat – also außer mir und den anderen Magersüchtigen in meinem Forum. Nach der Sitzung schlendere ich langsam durch die Flure und bin froh, als ich mich wieder einigermaßen gefangen habe. Mit roten, verquollenen Augen kehre ich in mein Zimmer zurück, wo Susanne auf ihrem Bett sitzt und telefoniert. Besser: Sie schreit wie wahnsinnig in den Hörer.

Das halte ich nicht lange aus – eilig verlasse ich meinen

Zufluchtsort, der gerade keiner ist, wieder und verkrieche mich vorerst an das Ende des Ganges. Ich wandere auf und ab und weiß nicht so recht, was ich nun machen soll. Am liebsten würde ich mich jetzt tief ins Bett kuscheln. Wenig später versuche ich es noch einmal. Vorsichtig spähe ich durch den Türspalt. Diesmal steht Susanne ins Telefon brüllend am Fenster, deshalb schließe ich die Tür leise wieder und starte erst eine halbe Stunde später den dritten Versuch, unser gemeinsames Reich zu betreten: Susanne weint in den Hörer. Da ich aber definitiv keine Lust mehr habe, auf dem Gang zu hocken, hüpfe ich auf mein Bett, setze demonstrativ die Kopfhörer auf und wähle meine Lieblingsmusik. Rock. Linkin Park. Ganz laut!

Im Augenwinkel beobachte ich, wie Susanne wütend auflegt, dann aber sofort hektisch eine Telefonnummer eintippt, weiterkreischt, auflegt, schnell wieder anruft, weint, zetert, auflegt, anruft. Es geht mir ziemlich auf die Nerven. So laut kann ich die Musik gar nicht aufdrehen, dass ich nichts von dem Streitgespräch mitbekomme. Sätzen wie *Du liebst mich nicht – nicht wirklich* entnehme ich, dass es offenbar gerade zwischen ihr und ihrem Freund kriselt. Kein Wunder, bei solchen hysterischen Ausrastern!, denke ich mir.

Als Susanne endlich endgültig auflegt, schmeißt sie sich weinend aufs Bett und schreit mich an, ich solle sie in Ruhe lassen, als ich sie frage, ob sie mit zum Abendessen kommen möchte. »Dann gehe ich eben alleine«, sage ich mehr zu mir als zu ihr und türme erschrocken aus dem Zimmer. Direkt vor der Tür treffe ich auf Lilly. Sie ist mir schon beim Mittagessen aufgefallen: eine tolle, sehr große Frau mit dicken blonden Haaren und Sommersprossen. Sie sieht aus, als käme sie gerade aus dem Urlaub – so erholt. Warum sie wohl hier ist? Auch sie ist geschätzte zehn Jahre älter als ich, macht einen unkomplizierten Eindruck und fragt mich sofort, ob ich sie in den Speisesaal begleite.

»Klar«, antworte ich erleichtert. Lilly kommt wie ich aus der Nähe von Bad Bramstedt und hat ihre Therapie kurz vor mir begonnen: »Ich bin froh, dass es hier diese Portionsteller gibt«, sagt sie, als wir vor dem riesigen Abendbüfett stehen. Diesmal gibt es Nudeln mit Fleischsoße. Ich denke an Mama und ihre leckeren Spaghetti bolognese. Die werde ich bald wieder zu Hause essen können – wie früher, denke ich, während ich mir artig Nudeln auf meinen Teller schaufele. Lilly betrachtet noch immer konzentriert die Musterteller neben jedem Gericht. Auch ich bin froh, diese Portionsteller als Richtwert zu haben, so weiß ich wenigstens, wie weit ich noch vom normalen Essen entfernt bin. Mit ungefähr der vorgegebenen Essensmenge auf unseren Tellern suchen wir uns einen freien Platz. Diesmal habe ich mir sogar einen Salat und einen Pudding als Nachtisch genommen. Auch wenn ich noch nicht weiß, ob ich das schaffen werde. Vor allem der Pudding fordert mich heraus. Ich weiß genau, wie fett der ist! 200 Kalorien pro 100 Gramm! Da darf ich gar nicht dran denken . . .

Lilly leidet an Bulimie. Sie erzählt mir, wie schlecht sie sich jedes Mal fühlt, wenn sie isst: »Ich beruhige mich erst wieder, wenn ich das Gegessene wieder los bin«, schildert sie mir ihre Erkrankung und wieder genieße ich das Gefühl, verstehen zu können und verstanden zu werden.

Ich mag Lilly auf Anhieb richtig gerne. Dementsprechend ängstlich warte ich nach dem Essen darauf, was passiert. Doch Lilly bleibt entgegen meinen Erwartungen sitzen: »Meistens laufe ich nur nach Fressanfällen direkt zur Toilette. Wenn ich weiß, wie viel ich essen soll und dass es eine harmlose Portion ist, die mich nicht schlagartig fett werden lässt, ertrage ich das«, beruhigt sie mich. Den netten Norbert sehe ich allerdings schon wieder in Richtung Klo verschwinden.

Susanne taucht an diesem Abend nicht beim Essen auf. Als ich unser Zimmer betrete, liegt sie auf ihrem Bett und starrt in die Luft. »Alles in Ordnung?«, erkundige ich mich zaghaft, werde aber komplett ignoriert. Na, dann eben nicht! Trotzdem fällt es mir nicht leicht, mit dieser Stimmung im Raum einzuschlafen.

Am nächsten Morgen überrascht mich Susanne mit einem überfreundlichen »Guten Morgen, du Schlafmütze! Wie war die erste Nacht?« Erstaunt blinzele ich sie an. Von der schlechten Laune vom Vortag ist nichts übrig geblieben. Deshalb brechen wir auch wieder gemeinsam zum Frühstück auf. Schon auf dem Flur schlägt uns eine merkwürdig gedrückte Stimmung entgegen.

»Was ist denn los?«, frage ich Susanne, die wie ich keine Ahnung hat. Auch im Speisesaal wirken alle wie betäubt.

Als ich Lilly an unserem Stammplatz entdecke, steuere ich mit meinem Teller sofort auf sie zu: »Weißt du, warum hier alle mit so langen Gesichtern rumrennen?« Lilly nickt bedrückt. »Eine Frau von der Nachbarstation hat sich in der Nacht vor den Zug geworfen.«

Erschrocken sehe ich sie an: »Wer denn?«

»Du hast sie nicht kennengelernt. Eine von den Depressiven.«

Diese traurige Nachricht schlägt mir massiv auf den Magen, obwohl ich die Selbstmörderin nicht kannte. Bei ihr hat die Therapie also nicht gegriffen. Zu dem Mitgefühl mit der verzweifelten Frau gesellt sich bei mir deshalb schnell auch die Angst, dass man selbst es nicht schaffen könnte. Was, wenn die Krankheit für immer an mir haften wird?

Glücklicherweise bleiben uns solche Horrormeldungen in den folgenden Wochen erspart. Während meines gesamten Aufenthalts kommt es zu keinen weiteren Selbstmorden oder anderen Todesfällen. Aber auch so empfinde ich die Therapie als extrem fordernd. Die ersten Tage sind schon schlimm, aber nach einer Woche falle ich in ein richtig tiefes Loch und bin drauf und dran, die Therapie abzubrechen. Beim wöchentlichen Wiegen stelle ich nämlich fest, dass ich tatsächlich zugenommen habe. Es ist kaum der Rede wert, ein knappes Kilo. Noch dazu bin ich ja genau deshalb hier. Und trotzdem überfordert mich der Gedanke, dass zum ersten Mal seit Jahren der Zeiger der Waage wieder nach rechts wandert.

»Ich werde fett«, jammere ich bei Lilly, die mich tröstend in den Arm nimmt.

»Quatsch, du hörst endlich auf, krankhaft dünn zu sein«, widerspricht sie mir. Und auch Frau Horn schlüsselt mir bei einem unserer Treffen in der *Vorteile-Nachteile-Liste* noch einmal auf, wie viel mehr ich verliere, wenn ich mich an diese Essstörung klammere, statt weiter zuzunehmen: »Etwa jede zehnte Betroffene stirbt an Magersucht und ihren Folgen – mindestens!«, ermahnt sie eindringlich. »Und was ist mit Ihrer Zukunft? Ihren Plänen? Was, wenn Sie zu schwach zum Arbeiten sind und keine Kinder mehr bekommen können . . .?«

Gemeinsam besprechen wir meinen Essensplan: Ich sollte

bei jeder Mahlzeit (drei Hauptmahlzeiten und drei Zwischenmahlzeiten) mindestens drei Viertel der vorgegebenen Portionsgröße essen und vom Nachtisch wenigstens einen Löffel probieren. All das muss ich täglich in Essensprotokollen festhalten, die ich zu jeder Therapiesitzung mitbringe.

Okay, ich werde also weiteressen.

Aber kaum habe ich den Entschluss gefasst, durchkreuzt mein Magen diese Pläne: Er reagiert auf die ungewohnte Essenszufuhr mit einem fiesen Magen-Darm-Infekt. So purzeln nicht nur die paar 100 Gramm, die ich in der Vorwoche zugenommen habe, mein Gewicht fällt sogar noch deutlich unter den Wert, den ich bei meiner ersten Untersuchung auf die Waage brachte. Wieder wächst in mir die Panik, ich könnte es jetzt doch nicht schaffen – ich könnte sterben, obwohl ich doch leben möchte, obwohl ich doch essen möchte!

Aber das ist nicht mein einziger Kummer: Weil ich durch meinen Infekt abnehme, komme ich *in Phase*. Eine freundliche Formulierung für eine Bestrafung dafür, dass man abgenommen hat. Das ist ungerecht, weil ich gerade gar nichts dafür kann, dass ich Gewicht verliere! *In Phase* zu sein bedeutet, dass man die Klinik nicht mehr verlassen darf und sich dreimal statt nur einmal pro Woche wiegen muss. Okay, momentan kann ich eh nicht raus, dazu geht's mir zu schlecht, aber danach will ich machen können, wozu ich Lust habe!!!

Was meinen Infekt zusätzlich unerträglich macht, ist der Umstand, dass ich nun nicht nur ans Bett gefesselt, sondern damit auch Susannes permanenten Stimmungsschwankungen ausgeliefert bin. Mal brüllt sie mich an, dann erwischt es wieder ihren Freund, Sekunden später bekommt sie einen

Heulkrampf, um kurz darauf zu fragen, ob sie mir einen Tee bringen soll.

»Die ist echt bekloppt«, beschwere ich mich bei Lilly, als sie mich besucht.

»Ja, deshalb möchte auch keiner mit ihr in ein Zimmer«, verrät sie mir. Mit Lilly kann ich über alles reden. Über Belanglosigkeiten, aber natürlich auch über meine Sorgen. Ich erzähle ihr, wie massiv verunsichert ich bin und dass ich riesengroße Angst habe, die Kontrolle zu verlieren, wenn ich zunehme.

»Das ist normal«, versucht Lilly, mich zu beruhigen. Aber auch für sie ist es die erste Therapie, eigentlich hat sie genauso wenig Ahnung wie ich.

»Es ist eben nicht so einfach, eine Essstörung loszuwerden!«, stellt sie fest. Und das ist es tatsächlich überhaupt nicht! Allerdings: Ist es nicht auch wieder ein Zeichen von mangelnder Disziplin und Konsequenz, wenn man es nicht schafft? Oder ist es andersherum: Man ist diszipliniert und konsequent, wenn es einem gelingt, nicht zu essen? Ich bin verwirrt!

Jeden Tag bringt Lilly mir entweder Mandelhörnchen, Schaumküsse oder Gummibärchen ans Bett. Dafür läuft sie jeden Morgen zum Supermarkt, der in der Nähe der Klinik liegt: »Damit du mit deinem Mageninfekt nicht noch mehr abmagerst«, spornt sie mich an. »Es ist alles andere als ein Zeichen von Stärke, wenn man seinen Körper kaputt macht.« Eine Erkenntnis, die auch sie sich gerade erst erarbeitet. Seit Neuestem macht sie in ihrer Therapie große Fortschritte, vermutlich auch deshalb, weil sie mir ein gutes Vorbild sein möchte. Derart motiviert nehme ich mir ebenfalls vor zuzunehmen. Schließlich will ich sie nicht enttäuschen. Sie nicht – aber auch nicht meine Familie zu Hause, die so sehr auf den Erfolg meiner Therapie hofft.

Fast jeden Tag ruft meine Mutter an, an den Wochenenden besucht sie mich. Manchmal bringt sie dann Lena mit, worüber ich mich echt freue. Von Sarah und Nicky höre ich nichts. Obwohl ich eigentlich Ausgangsverbot habe, gehen wir dann zusammen in das Café der Reha-Klinik, die direkt neben unserem Haus liegt. Dort ist es ein bisschen gemütlicher. Außerdem laufen da nicht so viele merkwürdige Gestalten herum wie bei uns. Ich habe mich daran zwar inzwischen gewöhnt, aber für meine Besucher ist es doch sehr ungewöhnlich, wenn plötzlich jemand mit dem Löffel in den Pudding schlägt oder laut aufschreit.

Bei besonders schönem Wetter fahren wir sogar in die Eisdiele am Marktplatz. Zwar schaffe ich noch nicht solche riesigen Eisbecher wie früher, trotzdem kann ich den Ausflug genießen.

Ich merke, wie erleichtert alle sind. Von Lena bekomme ich auch regelmäßig aufmunternde Briefe, ebenso von meinen Großeltern, meinem Vater, aber die schönsten Briefe schreibt mir meine Mutter: ». . . *Ich freue mich darüber, was du schon alles gegessen hast. Ich bin sehr stolz auf dich und ich weiß, wir schaffen das zusammen. Du bist ein tolles Mädchen und ich bin stolz, deine Mama zu sein* . . .«

Und sie hat wirklich Grund, stolz auf mich zu sein, denn ich esse. So viel, dass ich das vorgegebene Ziel der Klinik, 700 Gramm Gewichtszunahme pro Woche, endlich schaffe.

Damit wird bei mir die *Phase* beendet oder besser gesagt: Ich komme in die nächste, in *Phase 2*. Nun darf ich mich offiziell frei auf dem Klinikgelände bewegen und es für eine Stunde am Tag sogar verlassen.

Insgesamt verläuft meine Gewichtszunahme mit größeren und kleineren Krisen. Doch ich werde mit jedem Tag und jedem Gramm selbstsicherer und zufriedener und überrasche mich selbst. Auf einmal kann ich mich wehren, wenn Susanne mich wieder mal anmeckert, und ich ertrage es, wenn sie nicht mit mir spricht.

Meine Therapeutin unterstützt mich in meinen Fortschritten: »Ja, sagen Sie Ihre Meinung! Toll, wie Sie sich verändert haben!«, lobt sie mich in jeder Therapiesitzung. Ich mag meine Stunden mit ihr: Sie sind immer nett, obwohl ich oft weine. Dann werde ich von meiner Therapeutin ordentlich betüddelt, damit ich mich wieder sammele. Noch immer scheine ich ihr *armes Scheidungskind* zu sein. Aus dieser Schublade habe ich es noch nicht herausgeschafft. Dennoch habe ich das Gefühl, mit ihr zusammen meiner Krankheit auf die Schliche zu kommen, diesem unterbewussten *Um-Aufmerksamkeit-Buhlen,* diesem falschen Gefühl der Kontrolle und Zeichen meiner Überforderung.

Und nicht nur sie hilft mir, auch die offenen Gespräche mit meiner Mutter und mit Lena tun mir gut. Sie bestärken mich in meinem Wunsch, für mich und meine Gesundheit kämpfen zu wollen. Ich will allen beweisen, dass ich es schaffe, wieder gesund zu werden. Und es gelingt mir tatsächlich mit jedem Tag besser, für mich einzustehen.

Und schließlich beginne ich gemeinsam mit Frau Horn, mich auf die Zeit nach dem Klinikaufenthalt vorzubereiten: »Stellen Sie sich vor, Sie können auch zu Hause ganz neu starten. Was würden Sie gerne tun?« Ich überlege, aber mir fällt nichts ein. Im Moment kann ich mir gar nicht vorstellen, wie es sein wird, wieder in Norderstedt zu sein.

»Wie wäre es denn mit einer kompletten Typ-Veränderung?«

Hm ... das klingt nicht schlecht! Aufgeregt erzähle ich Lilly von der Idee. Wir brechen sofort in den Drogeriemarkt auf; ich erstehe eine dunkle Haartönung und trenne mich zum ersten Mal in meinem Leben von meinem strahlenden Blondschopf. In Brünett sehe ich gleich gar nicht mehr so niedlich aus. Eher tough. Cool!!!

Auch über meine Angst, wieder zur Schule zu müssen, spreche ich mit der Therapeutin. »Vielleicht können Sie die Schule wechseln«, schlägt sie vor. Ich nicke. Ich will mein Leben ganz neu starten. Mein Leben ohne Magersucht!

Sofort nach der Sitzung bespreche ich mit Mama die Möglichkeit eines Schulwechsels. »Christina, wenn du das möchtest, kümmere ich mich gleich morgen darum«, verspricht sie und ich fange in meiner Freizeit, zwischen den verschiedenen Therapieangeboten, wieder an zu lernen. Schließlich muss ich einiges aufholen, wenn ich die Klasse nicht wiederholen möchte. Ich könnte die ganze Welt umarmen, so glücklich fühle ich mich auf einmal.

Lilly freut sich mit mir über die vielen positiven Veränderungen: »Jetzt wird alles gut«, sagt sie immer wieder.

Mittlerweile sind wir richtig enge Freundinnen geworden. Deshalb bin ich traurig, als sie knapp zwei Monate, nachdem ich nach Bad Bramstedt gekommen bin, als geheilt gilt und die Klinik verlassen kann.

Allerdings sind es auch für mich nur noch zwei Wochen. Ich kann es kaum erwarten, endlich nach Hause zu kommen. Die Klinik empfinde ich jetzt fast nur noch als Belastung: Den Essensplan der Therapeutin kann ich inzwischen problemlos einhalten. Jetzt muss ich nur noch lernen, wieder ein Gefühl für Hunger oder Sättigung zu bekommen. Das fehlt mir nämlich noch völlig. Ich esse, wenn es Zeit dafür ist, und zwar das, was mir zugeteilt wird. Das ist zwar noch nicht gesund, aber es wird sich allmählich einpendeln, verspricht Frau Horn. Und ich vertraue darauf.

Als meine Mama dann nach exakt neun Wochen Aufenthalt und sieben Kilo mehr endlich mit unserem Auto vor der Klinik hält, um mich abzuholen, bin ich selig: »Mama, ich möchte nie, nie wieder in eine Klinik müssen!«, sage ich mit Nachdruck. Zwar wiege ich noch immer keine 50 Kilo, bin aber auf dem richtigen Weg dorthin! Ab sofort beginnt mein neues Leben!

8

»Diesmal kannte ich es schon. Tina vermied es, mit mir zusammen zu essen, hatte sämtliche Ausreden parat, warum sie keinen Appetit hatte, und hungerte sich noch weiter runter als vor ihrem Klinikaufenthalt. ›Christina, da läuft wieder was schief‹, habe ich zu ihr gesagt. Ich habe gelernt, dass Druck nichts bringt, deshalb habe ich gehofft, dass sie selbst reagiert, bevor es kritisch wird.«

Dagmar Helmis, Mutter von Christina

Nach einigen Gesprächen, Anträgen und Telefonaten liegt endlich die Genehmigung vor: Ich darf das Gymnasium wechseln und werde ganz normal in die 10. Klasse eingestuft, das heißt, ich verliere tatsächlich kein Schuljahr! Ich überlege mir genau, wie ich in meiner neuen Klasse auftreten will, und bin erleichtert, als ich die neue Klassenlehrerin kennenlerne, die ich sehr sympathisch finde. Es kann also eigentlich gar nichts schiefgehen!

Ein Mädchen aus meiner zukünftigen Klasse kenne ich bereits – und ich bin froh, als ich sie an meinem ersten Schultag zusammen mit anderen Mädchen vor der Schule entdecke. Ohne zu zögern, gehe ich zu ihr und stelle mich den anderen vor: »Hi! Ich bin die Neue. Ich heiße Christina.« Die meisten gucken erstaunt, aber doch freundlich. Natürlich werde ich erst einmal eindringlich gemustert. Ich weiß genau, was sie denken: Was ist das denn für eine Bohnenstange? Allerdings fange ich auch ein paar neidische Blicke auf. Blödes Schönheitsideal!, ärgere ich mich. Zwar nehme ich derzeit nicht weiter 700 Gramm pro Woche zu, baue aber doch kontinuierlich Gewicht auf und bin irre stolz darauf.

Noch kurz vor Unterrichtsbeginn laufen die Mädchen mit mir durchs Haus, um mir alles zu zeigen. Die große Angst vor dem Ungewissen ist relativ schnell verflogen, deshalb bin ich schon ziemlich locker, als ich kurz darauf von der Lehrerin dem Rest der Klasse vorgestellt werde. Ein Mädchen bietet mir spontan an, neben ihm zu sitzen, sodass ich auf Anhieb das Gefühl habe dazuzugehören.

Natürlich steche ich mit meinem Aussehen immer noch hervor, weil ich mit meinen knapp über 50 Kilo wirklich sehr dünn bin. Um Tratschereien und falschen Vermutungen vorzubeugen, erzähle ich den Mädchen schon in der ersten Pause von meiner Krankheit und vom Schulwechsel. »Ich wollte neu anfangen«, erkläre ich und es scheint okay für die Leute zu sein. Erst als ich mein Pausenbrot auspacke, spüre ich wie früher das besondere Interesse daran, was und ob ich überhaupt esse. Aber das stört mich nicht. Mit Appetit beiße ich in mein Wurstbrot, esse einen Müsliriegel und ein bisschen Rohkost, dazu trinke ich Apfelschorle. So viel habe ich in meiner schlimmsten Zeit an einem ganzen Tag nicht geschafft. Und wieder überschwemmt mich eine ganze Ladung Glückshormone.

Und endlich hole ich auch die Dinge nach, die für einen Teenager normal sind: Ich gehe aus, flirte, lerne Jungs kennen und ziehe mit meinen neuen Freundinnen aus der Schule durch sämtliche Clubs der Umgebung. Meine Mutter ist jedes Mal besorgt: »Christina, mute dir nicht zu viel zu. Denk dran, du bist nicht so fit wie die anderen.«

»Ja«, antworte ich dann meist genervt, denn ich fühle mich großartig. Unbeschwert und leicht. Neuerdings bekomme ich sogar wieder meine Tage. Und ich habe das Gefühl, dass der Haarausfall nachlässt. Das sind ja wohl eindeutige Beweise, dass ich wieder gesund bin! Okay, alleine essen kann ich immer noch nicht. Aber es bereitet mir keine Schwierigkeiten, mich an meinen selbst erstellten Plan zu halten. Der gibt mir wie in Bad Bramstedt vor, wie viel ich über den Tag verteilt essen muss, und da ich inzwischen gelernt habe, wie eine Portionsgröße aussehen muss, ist das kein Problem für mich. Nur esse ich inzwischen auch wieder mehr Süßes.

Meiner Mutter ist die Erleichterung darüber anzusehen, dass sich mein Leben normalisiert. Manchmal erwische ich sie dabei, dass sie genau aufpasst, wie ich meine Gabel in den Mund schiebe. »Mama!«, ermahne ich sie dann sofort.

»Entschuldige, ich bin so froh, wenn ich sehe, dass du isst«, gibt sie verschämt zu.

Einmal in der Woche besuche ich eine Therapeutin, die sich auf die Behandlung junger Magersüchtiger spezialisiert hat. Meist besprechen wir, was ich gegessen und womit ich noch Schwierigkeiten habe. Und ihr gestehe ich auch, was mir nach der Entlassung noch am meisten Probleme bereitet: »Ich weiß nicht, wie ich mit Bekannten und Freunden von früher, aus der Zeit vor der Therapie, umgehen soll.« Besonders Familientreffen, auf denen ich von allen angestarrt und ausgequetscht werde, sind mir ein Graus. Die Therapeutin bestärkt mich darin, diesen Menschen selbstbewusst, vor allem aber ohne Schamgefühl zu begegnen. So wie Lena – mit ihr ist das gar kein Problem. Wir treffen uns wieder einigermaßen regelmäßig, manchmal sogar zum Pizza-Backen. »Du, ich hatte solche Angst um dich!«, wiederholt sie immer wieder. Und ich nehme sie dann in den Arm. »Jetzt ist alles gut!«

Ich könnte Bäume ausreißen, so stark fühle ich mich.

Inzwischen habe ich auch festgestellt, dass ich doch keine Brünette, sondern eher eine Blondine bin, und freue mich, als die Tönung allmählich verblasst und mein natürliches Blond zum Vorschein kommt. Die Haare glänzen sogar wieder und ich kann wieder Hochsteckfrisuren und andere Spielereien ausprobieren und sehe gut damit aus!

Nur unterhalb meines Kopfes betrachte ich mich noch immer nicht gerne im Spiegel.

Worauf ich trotz aller Euphorie immer noch verzichten muss, ist Sport. Meine Ärztin hat mich vom Sport befreit, wegen meines Untergewichts, aber auch, weil ich weiterhin Herzprobleme habe.

Voller Tatendrang mache ich mich daher auf die Suche nach einer anderen Freizeitbeschäftigung und stoße zufällig auf den Jugendbeirat unserer Stadt. Das ist was für mich! Sich für die Belange junger Leute einzusetzen, zu diskutieren, zu organisieren – perfekt.

Das Schönste an meinem Engagement für den Jugendbeirat ist allerdings ein Abgeordneten-Kollege . . . Er ist der tollste Junge der Welt. Zum ersten Mal verliebe ich mich so richtig. Also so richtig richtig!

Er heißt Ben, hat stark verwuschelte Haare und sehr wache, neugierige Augen. Zu allem hat er eine Meinung und keine Scheu, sie zu äußern und auch durchzusetzen. Anders als alle anderen Jungen, die ich bis jetzt kennengelernt habe, interessiert ihn scheinbar fast alles: Kunst, Kultur und vor allem Architektur. Aufmerksam lasse ich mir von ihm die verschiedenen Bauepochen und die Kräfteableitung von Brücken erklären. Ich bin so verliebt, dass ich mir nichts Schöneres vorstellen kann, als bei ihm zu sein und seinen Ausführungen über Statik zu folgen. Und diese Vorstellung von einem perfekten Tag ändert sich erst, als wir uns im Oktober das erste Mal küssen. Ab diesem Moment kann ich mir nichts Schöneres mehr vorstellen, als ein Leben lang nur noch Ben zu küssen. In seiner Nähe fühle ich mich aufgehoben, angenommen und richtig wohl.

Als es Winter wird, schlägt er vor, nach Hamburg auf die Eisbahn zu fahren.

»Au ja!« Auch wenn ich noch immer keinen Sport treiben soll und es Ewigkeiten her ist, dass ich auf Schlittschuhen stand, bin ich sofort begeistert von der Idee. Leider sind wir beide wenig erfolgreiche Schlittschuhläufer, fallen ständig um, liegen irgendwann nur noch auf dem Eis und lachen und lachen. »Das ist der schönste Moment meines Lebens«, keuche ich atemlos und er küsst mich. Mitten auf der Schlittschuhbahn.

Silvester wollen wir eigentlich zu Freunden auf eine Party, aber Ben ist erkältet. »Ich kann heute nicht weggehen, du musst ohne mich los.« Aber das kommt für mich nicht infrage. Also lege ich mich zu ihm ins Bett. Von dort aus beobachten wir durchs Fenster das Feuerwerk, zwischen uns eine große Schüssel selbst gemachtes Tiramisu. Essen ist für mich gar kein Problem mehr. Seit Ben gibt es keine Probleme mehr.

Für mich nicht.

Für ihn leider schon.

Ende Januar fragt er mich am Ende einer Jugendbeiratssitzung, ob ich noch mit ihm ins Café gehen würde. Sein ernster Blick verunsichert mich. Wir bestellen uns etwas zu trinken, rühren unsere Getränke aber nicht an. »Tina, es ist irgendwie nicht mehr so wie am Anfang. Meine Gefühle haben sich nicht weiterentwickelt«, sagt er zu mir und ich verstehe überhaupt nicht, was er da sagt. Was heißt denn, seine Gefühle hätten sich nicht weiterentwickelt? Fassungslos sehe ich ihn an. Dann schnappe ich wortlos meine Tasche, springe auf und laufe raus auf die Straße.

Leider regnet es in Strömen. Wie ein begossener Pudel stehe ich kurz darauf in dem Drogeriemarkt, in dem meine Mutter arbeitet, und kann kaum erzählen, was eigentlich los ist, weil ich so sehr weinen muss.

Ich bin untröstlich. Nicht nur heute. Auch in den kommenden Tagen. Mein Ben. Meine große Liebe!

Da meine Mutter, Lena, meine neuen Freundinnen, Oma und Opa, mein Vater und seine Freundin, meine Therapeutin, Lilly – einfach alle – in Sorge sind, ich könne nun wieder abnehmen, werde ich mit Gummibärchen, Lieblingsschokolade und Leibspeisen verwöhnt. Es ist rührend, wie lieb sich alle um mich kümmern! Und auch wenn ich anfangs erst mal keinen Appetit habe, nach ein paar Tagen pendelt sich das wieder ein. Ich kann richtig hören, wie meine Mutter und mein ganzes Umfeld erleichtert aufatmen. Ich bin – zumindest was die Magersucht angeht – vorerst über den Berg.

Liebeskummermäßig geht das leider nicht so schnell. Deshalb schleppen mich meine Freundinnen mit auf jede Party, in jeden Club, zu jeder Veranstaltung in der Umgebung. Und schließlich geht es mir wieder besser. Ich lerne viele Jungs kennen, werde umworben, mit Komplimenten überschüttet und tobe mich zum ersten Mal in meinem Leben so richtig aus. An jedem Wochenende bin ich neu verliebt und schon einen Tag später ist alles vergessen. Ich genieße mein Leben.

Mit mittlerweile 17 Jahren habe ich mein normales Gewicht wieder ungefähr erreicht, wiege irgendetwas um die 60 Kilo und passe in Größe 36. Das finde ich rein von den Zahlen her okay. Allerdings warte ich weiterhin darauf, dass sich endlich ein normales Körpergefühl einstellt, wie es andere Mädchen anscheinend haben. Wenn ich meinen Körper betrachte, kann ich noch immer nicht sagen, ob ich mich schlank oder dick, schön oder hässlich finde. Also meide ich nach wie vor Spiegel . . .

Bei Jungs dagegen kann ich genau beurteilen, wer mir gut gefällt. »Du steckst wohl gerade in der Bad-Boy-Phase«, ziehen mich meine Freundinnen auf, wenn ich mal wieder jemanden entdeckt habe, den ich gut aussehend finde: große, athletische Typen mit wuscheligen Haaren, Ohrringen und frechen Augen. Gerade habe ich wieder so einen in einem Club entdeckt.

Bianca aus meiner Nachbarklasse verdreht die Augen, als ich ihn ihr zeige. »Das hätte ich mir ja denken können«, lacht sie. Und nicht nur sie lacht. Auch der Typ lacht. Und zwar genau in meine Richtung.

Er heißt Stefan, besucht die Fachoberschule und ansonsten wahrscheinlich am liebsten das Fitness-Studio. Ich finde ihn gut. Aber er berührt mich bei Weitem nicht so sehr wie Ben. Allerdings würde ich mich wohl vorerst auch nicht trauen, mich wieder auf jemanden so richtig einzulassen.

Aber Stefan bleibt. Etwa ein halbes Jahr plätschert meine Beziehung mit ihm einfach so dahin – ohne größere Höhen oder Tiefen. Er ist der große starke Mann an der Seite der zierlichen Blondine, optisch geben wir ein tolles Paar ab.

Als wir einmal gemeinsam auf dem Bett sitzen und herumalbern, will ich ihm in den Bauch kneifen, erwische aber nur eine klitzekleine Hautfalte. »Alles trainiert«, prahlt er und demonstriert dabei lachend seinen Waschbrettbauch.

Ich verdrehe scherzhaft die Augen: »Spinner!« Aber es stimmt schon: Stefan ist komplett durchtrainiert. Wenn ich mich anfasse, fühlt sich das anders an. Gerade am Bauch bildet sich schon wieder eine kleine Speckrolle.

»Meinst du, ich sollte ein bisschen abnehmen?«, frage ich ihn deshalb etwas verunsichert.

»Na, wenn du meinst.« Er steht auf, um sich in der Küche etwas zu trinken zu holen. »Magst du auch was?«, ruft er, aber ich schüttele nur den Kopf.

Na, wenn du meinst, echot es in meinem Kopf. Wenn ich meine . . .

Wenn er es nicht meinen würde, hätte er dann nicht gesagt, dass es Quatsch und ich dünn genug sei? Findet er mich zu dick? Wenn ich meine . . . Was meine ich denn? Beinahe ängstlich lege ich die Hand auf meinen Bauch. Also ganz schlank ist das nicht.

Ich beschließe, ein bisschen abzunehmen. Nur ein kleines bisschen, bis der Bauch wieder flacher ist.

Aber es geht so schnell, so unglaublich schnell.

Erst fange ich wieder an, Süßigkeiten wegzulassen. Ganz vorsichtig. Dann erwische ich mich dabei, dass ich die während des Tages zu mir genommenen Kalorien abends im Bett zusammenzähle.

Die Therapietermine lasse ich zunehmend häufiger ausfallen mit der Begründung, so viel für die Schule lernen zu müssen. Tatsächlich möchte ich einfach nicht wieder lügen. Ich will meiner Therapeutin nicht gegenübersitzen und behaupten müssen, dass alles in Ordnung sei, obwohl ich merke, dass es alles andere als normal ist, was ich da gerade mache. Aber es fühlt sich so verdammt gut an, die Butter auf dem Knäckebrot und das Öl im Dressing wegzulassen. Ich spüre, wie das alte Gefühl von Sicherheit wieder in mir aufsteigt.

Und ich bin gut in dem, was ich tue, ich habe Erfahrung im Abnehmen, ich kann das sofort wieder! Obwohl ich nun seit anderthalb Jahren normal gegessen habe, kann ich mir die Kalorienangaben jedes Lebensmittels problemlos wieder ins Gedächtnis rufen. Es erschreckt mich selbst, wie leicht mir das alles fällt.

Wahrscheinlich lässt sich mein Verhalten ganz gut mit dem eines trockenen Alkoholikers vergleichen. Die dürfen keinen einzigen Tropfen Alkohol zu sich nehmen, sonst werden sie sofort rückfällig und fangen wieder mit dem Trinken an. Genauso fühlt sich das jetzt auch an. Es heißt eben Mager-S-U-C-H-T. Wie früher weiß ich, dass ich einen Fehler mache. Aber ich mache trotzdem weiter.

Meine Mutter wundert sich, dass ich nicht mehr zu meiner Psychologin gehe. Und sie beginnt wieder, mir Essen vorzukochen. Ich fühle mich bevormundet und kippe es ins Klo. Es ist alles wie früher.

Mit Befriedigung stelle ich fest, dass mein Gewicht rasend schnell sinkt. 56 Kilo. 53 Kilo. 52 Kilo. Ruck, zuck, habe ich zehn Kilo verloren. Und die Klamotten werden wieder weiter. Ich bin in meinem Element. Die Schmerzen und die ständige Müdigkeit, die beim letzten Mal am Schluss mit der Krankheit einhergegangen sind – das alles ist vergessen. In meinem Denken ist nur noch Platz für Essen, Kalorien, Abnehmen. Die Magersucht erkämpft sich erneut meine gesamte Aufmerksamkeit.

Deshalb trenne ich mich bald von Stefan: »Es geht nicht mehr«, sage ich ihm zum Abschied. Ich glaube, er ahnt nicht mal, was wirklich mit mir los ist.

»Ist es ein anderer?«, fragt er.

Nein, eine ANDERE, denke ich, sage aber nichts.

Meine Mutter reagiert als Erste: »Christina, was ist los? Merkst du es nicht? Du rutschst wieder in dein altes Muster!« Klar merke ich es. Aber was soll ich machen? »Sprich mit deiner Therapeutin darüber!«, fleht sie, aber darauf habe ich absolut keine Lust. Wozu? Ich schaffe es eben nicht, die Magersucht endgültig hinter mir zu lassen. Ich bin einfach zu schwach!

Nach kurzer Zeit ist alles wie in meinen schlimmsten Zeiten. Genau so, wie ich es eigentlich nie wieder hatte erleben wollen: Ich vertiefe mich in die Schule und vernachlässige dabei mich und meinen Körper. Ich magere ab, höre auf, mich zu schminken, lackiere mir die Nägel nicht mehr, lasse mich hängen und fühle mich schlecht dabei. Unendlich schlecht.

Meine Mutter versucht, mit mir zu reden, versucht, mich zum Essen zu ermutigen, aber ich blocke ab.

Zu den Magenkrämpfen und dem Herzrasen kommen jetzt noch Panikattacken. Manchmal werde ich nachts wach und schlottere am ganzen Körper, so als hätte ich Schüttelfrost. Ich habe keine Ahnung, was das ist und warum es passiert, aber es macht mir wahnsinnige Angst.

Tagsüber friere ich ständig und kämpfe mit Schwindelanfällen. Der Haarausfall setzt wieder ein, erschüttert mich aber nicht mehr ganz so stark wie beim ersten Mal. Auch im Selbstaufgeben bin ich besser geworden.

Was mich diesmal am meisten erschreckt, ist ein heller Flaum, der nach kurzer Zeit in meinem Gesicht zu sprießen beginnt: die Lanugo-Behaarung, der Versuch des Körpers, irgendeinen Wärmespeicher aufzubauen.

Meine Waage zeigt schließlich gerade noch 40 Kilo an und ich verfolge diese Gewichtsabnahme mit einer Mischung aus Ekel und Stolz.

Immerhin reagieren meine neuen Klassenkameraden diesmal netter als die an der alten Schule: »Können wir dir helfen?«, wollen sie wissen, doch ich winke bloß ab. Wie denn? Immerhin werden sie nicht müde, mich zum Ausgehen zu motivieren: »Kommst du mit in den Club? Oder zur Party?« Und sooft es meine Kräfte zulassen, gehe ich tatsächlich mit. Wenn mir zu schwindelig wird, setze ich mich eben, das kenne ich ja schon. »Geht es dir gut?«, fragen sie dann manchmal und ich lache nur: »Klar, alles kein Problem!«

Nach einem besonders ausschweifenden Wochenende schaffe ich es schließlich kaum noch, mich montagmorgens zur Schule aufzuraffen. Mir fehlt die Kraft, zusätzlich quälen mich entsetzliche Kopfschmerzen. Am liebsten würde ich im Bett bleiben und schlafen, aber dann wäre ich den ganzen Tag alleine zu Hause. Das ertrage ich auch nicht. Also schlüpfe ich in meine alte 25er-Jeans und schleppe mich zur Schule.

Während des Unterrichts sieht meine Deutschlehrerin ständig zu mir herüber. Oder bilde ich mir das ein? Frau Stiller ist besonders beliebt, sie gilt als extrem einfühlsam und wird regelmäßig zur Vertrauenslehrerin gewählt. Nach Unterrichtsschluss fängt sie mich vor dem Klassenzimmer ab: »Geht es dir nicht gut?« Normalerweise wehre ich eine solche Frage reflexartig ab, aber aus irgendeinem Grund schaffe ich es diesmal nicht zu lügen. Ich sehe sie ernst an und merke, wie meine Augen sich mit Tränen füllen. Ich nicke. »Mir geht es überhaupt nicht gut.« Mein Körper beginnt zu zittern und ich kann die Tränen nicht länger zurückhalten. Frau Stiller streichelt mitfühlend meinen Arm.

»Du Arme!«, sagt sie immer wieder. Und ich versuche unter Schluchzen, ihr von dem Teufelskreis zu erzählen, in den ich erneut geraten bin.

Es klingelt. Alle Schüler strömen an uns vorbei in ihre Klassen. Nur wir bleiben auf dem Gang stehen. Sie lässt mich weinen. Dann fragt sie ruhig: »Und wenn du noch einmal in die Klinik gehst?« Natürlich sollte ich das. Es wäre das Vernünftigste. Und eigentlich habe ich inzwischen auch gar keine andere Wahl mehr. »Ich werde mal darüber nachdenken«, antworte ich zaghaft. Nur nichts versprechen, keine Erwartungshaltung schaffen!

Stundenlang sitze ich später vor dem Computer und surfe. Klicke mich durch das Forum, lese, was andere für Therapieerfahrungen gemacht haben, und vergleiche sie mit meinen eigenen. Nach Bad Bramstedt möchte ich nicht mehr, so viel steht fest. Ich möchte noch weiter weg von zu Hause, ich brauche eine richtige Auszeit. Von allem, auch von meiner

Familie. Anders kann ich mir einen Neustart nicht vorstellen. Wenn es überhaupt jemals einen echten Neustart für mich geben sollte.

9

»Christina hat ihre Problematik von zu Hause mit in die Klinik gebracht. Auch hier war sie das brave, folgsame Mädchen, das sofort bereit war, sich therapieren zu lassen. Bei ihr dominierte das ›Wie schaffe ich das? Ich mache alles mit! Wie kann ich endlich zunehmen?‹ Von außen wirkte das vollkommen motiviert. Aber unsere Erfahrung zeigt: Kein Mädchen kommt hierher und lässt problemlos die Magersucht hinter sich.«

Dr. Vitus Irrgang, Chefarzt der Ananke-Klinik für Essstörungen

Noch einen Bissen von meiner Lieblingsschokolade, einen Löffel Magerjoghurt, eine Scheibe Putenbrustaufschnitt, einen Löffel Marmelade, ein Gummibärchen – all das erlaube ich mir heute zum Abschied. Und halt! Für den Weg packe ich mir noch eine Karotte und eine Scheibe Gurke ein. Dann schließe ich den Kühlschrank.

»Kommst du?«, ruft Papa ungeduldig aus dem Flur. Mama rennt wie ein aufgescheuchtes Huhn durch die Wohnung, während sie im Sekundentakt neue Fragen runterrattert: »Christina, hast du auch eine wärmere Jacke dabei? Und Schminkzeug, falls du doch wieder Lust hast, dich schön zu machen? Ach, nein, das kaufst du dir dann vor Ort. Die Schulbücher? Hast du die Schulbücher?«

Dann wieder mein Vater: »Christina, können wir endlich? Ich bin doch nicht umsonst so früh aufgestanden.«

Meine Mutter: »Nun lass sie doch!« Und zu mir: »Brauchst du Proviant? Aber den hast du dir wahrscheinlich schon selbst eingepackt, oder?« Und weil ich nicht antworte: »Oder? Christina, hast du was zum Essen für die Fahrt?«

Es ist halb fünf Uhr morgens. Gleich brechen wir nach Freyung auf. Einem kleinen Ort in Bayern, knapp 900 Kilometer entfernt von Norderstedt.

Die Klinik klingt super, zumindest das, was ich in meinem Forum über sie gelesen habe. Anders als Bad Bramstedt ist die Ananke-Klinik auf junge Essgestörte spezialisiert. Ich habe mir die Klinik diesmal selbst ausgesucht und mich auch selbst um die Anmeldung gekümmert. Glücklicherweise gab es diesmal keine endlos lange Warteliste – ich konnte sofort nach meinen Klausuren kommen. Meine Mutter war beinahe glücklich, als ich sie offen auf meinen Rückfall angesprochen habe. Sie weint bei der Verabschiedung. Ich auch. Aus Angst, es wieder nicht zu schaffen, aus Kummer, es nicht geschafft zu haben, und natürlich auch, weil wir uns nun für einige Wochen trennen werden.

Die Fahrt nach Bayern ist eine Qual. Obwohl mein Vater extra einen großen Wagen gemietet hat, bei dem ich die Sitze ganz herunterfahren kann, weiß ich schon nach der Hälfte der Strecke nicht mehr, wie ich mich hinlegen oder -setzen soll. Es ist schrecklich. Meine schützende Fettschicht habe ich mir schon wieder komplett weggehungert, deshalb sitze ich direkt auf den Knochen – und das tut weh! Völlig fertig kommen wir nach unerträglichen acht Stunden Fahrt endlich in Freyung an.

»Na, dann mal los«, scheucht Papa mich in die Klinik. Von außen sieht das Haus schön aus, mit großen Balkonen, fast wie ein Schwarzwaldhaus, denke ich. Und auch drinnen wirkt es hell und freundlich.

Da wir um die Mittagszeit herum ankommen, ist auf den Gängen viel Betrieb. Überall schleichen Menschen herum. Und was für Menschen! Eher Menschlein. Menschelchen. Lolli-Menschen! Schockiert betrachte ich die Wesen, die hier über die Gänge wanken. Viele sehen mehr tot als lebendig aus, ganz fahl und klapprig. Einige schieben Gestelle mit sich herum, an denen Plastikflaschen hängen, die durch einen Schlauch mit den Nasen verbunden sind.

Die gefürchtete Magensonden-Flüssignahrung. Bislang habe ich nur im Forum davon gelesen, in Bad Bramstedt gab es das nicht. Hier laufen die Patienten beinahe scharenweise damit herum. Ich sehe fast nur Mädchen auf den Gängen. Alle etwa in meinem Alter, vielleicht höchstens zwanzig. Und alle sind so dünn, so blass, so zerbrechlich. Entsetzt suche ich Papas Blick, doch der starrt ebenfalls schockiert die vielen dürren Mädchen an, die fast alle mit langsamen Bewegungen und gedämpften Stimmen unseren Weg kreuzen.

Auf meiner Station leben angeblich 15 davon. Als ich mich gerade mit der Krankenschwester unterhalte, schlappt eine von ihnen auf uns zu. Sie hat kurzes fast schwarzes Haar und dunkle Ringe unter den Augen. Mit weinerlicher, monotoner Stimme spricht sie die Krankenschwester an: »Mir sind beim Duschen eben alle Haare ausgefallen.« Und dann hält sie uns eine ganze Hand voller schwarzer Haare vor die Nase. Sofort schießen mir die Tränen in die Augen. Das Szenario kenne ich einfach zu gut.

»Leonie, das ist normal bei deiner Krankheit. Wenn du zunimmst, bessert sich das wieder«, erwidert die Schwester ziemlich unbekümmert, woraufhin Leonie kommentarlos davonschlurft.

Nun wendet sich die Stationsschwester wieder mir zu: »Ich bringe dich jetzt in dein Zimmer. Du teilst es dir mit Sophie.«

Sobald wir den Raum betreten, wird direkt links neben uns mit Wucht eine Tür zugeknallt. Offenbar die Badezimmertür. Die Krankenschwester rollt genervt mit den Augen: »Sophie, machst du schon wieder Übungen? Komm jetzt raus, ich möchte dir deine neue Zimmernachbarin vorstellen.« Es dauert eine Weile, ehe Sophie tatsächlich die Tür öffnet. Sie guckt zornig in die Runde. Eine klapprige Gestalt mit wirren blonden Haaren, sie wirkt ungepflegt. »Hallo!«, schmettert sie uns unfreundlich entgegen und lässt sich dann auf ihr Bett fallen.

Meinem Vater ist die ganze Situation sehr unangenehm, das spüre ich deutlich. »Christina, ich fahre dann mal wieder. Du weißt ja, ich habe noch eine weite Strecke vor mir.« Das hat er ja tatsächlich. Schweren Herzens verabschiede ich mich von ihm und bedanke mich, dass er mich hierhergebracht hat. Es ist sein erstes größeres Engagement seit Ausbruch meiner Krankheit. Papa drückt mir einen Kuss auf die Stirn.

Sobald er und die Krankenschwester unser Zimmer verlassen, beginne ich, meinen Koffer auszupacken. Sophie stürzt zurück ins Bad. Durch die halb offene Tür sehe ich, dass sie Sit-ups macht. Sportübungen? Ist das erlaubt?

Gerade nehme ich meine warme Strickjacke aus dem Koffer, um sie in den Schrank zu hängen, da merke ich erst, wie kalt es in dem Raum ist. Vielleicht sollte ich die Jacke lieber anziehen? Schnell entdecke ich auch den Grund für die niedrige Raumtemperatur: Das Fenster steht offen. Als ich es schließen will, schießt Sophie aus dem Bad: »Bist du verrückt?«, keift sie mich an. Verblüfft drehe ich mich um. Sophie faucht schon weiter: »Weißt du nicht, dass man bei offenem Fenster mehr Kalorien verbraucht?« Und mit diesen Worten reißt sie das Fenster wieder auf.

»Aber mir ist kalt«, erkläre ich, doch das scheint sie nicht besonders zu interessieren. Demonstrativ kämpft sie sich auf das Fensterbrett, um zu verhindern, dass ich es womöglich wieder schließe, und macht es sich da oben bequem. Na ja, so bequem es eben geht. Auf einem harten Fensterbrett. Und ohne Fettpolster am Po.

Hoffentlich kriegt sie davon wenigstens blaue Flecken, wünsche ich ihr in Gedanken gehässig, traue mich aber nicht, laut zu protestieren. Mit einem Seufzer wende ich mich ab und nutze die Gelegenheit, meine Kosmetikutensilien ins Badezimmer zu bringen. Es dauert nicht lange, bis Sophie zurück ins Badezimmer kommt, um dort eiskaltes Wasser aus der Leitung zu trinken. »Das mache ich einmal in der Stunde. Bei kaltem Wasser verbraucht man 18 Kalorien, an einem Zehn-Stunden-Tag also 180 Kalorien«, rechnet sie mir vor. Na prima, mit Sophie scheint das hier ja eine Art Trainingslager für Magersüchtige zu werden. Ich verschwinde schleunigst wieder in unser gemeinsames Zimmer. Warum habe ich eigentlich jedes Mal so ein Pech mit meinen Zimmernachbarinnen?

Ich bin froh, als es fünf Uhr ist und das Abendessen ansteht. Doch sobald ich mein Zimmer verlasse, packt mich wieder das Grauen. Lauter klapperdürre, kaputte Mädchen mit fahler Haut und glanzlosem Haar! Ob ich wohl auch so grässlich aussehe? Ich erinnere mich an den Jungen, der mich vor etlichen Monaten im Supermarkt *Bohnenstange* genannt hat, an den entsetzten Blick meiner Hausärztin, die vielen Menschen auf der Straße, die mich in der letzten Zeit mit einer Mischung aus Abscheu und Neugier angestarrt haben. Trotzdem habe ich irgendwie das Gefühl, anders zu sein als diese Gerippe mit den Schläuchen in der Nase. Gesünder. Immerhin WILL ich zunehmen.

Ein Betreuer füllt mir den Teller auf. Nur wenige Magersüchtige sind schon so weit, dass sie sich selbst das Essen nehmen dürfen, wobei auch bei ihnen noch einmal Menge und Zusammensetzung kontrolliert werden. Die Regeln hier sind viel strenger als in Bad Bramstedt, zumindest wird stärker kontrolliert. Eigentlich sollte jeder die gleiche Portionsgröße auf dem Teller haben. Trotzdem gibt es schon vor dem Hinsetzen die ersten Diskussionen: »Du hast mehr!«

»Warum muss Lea weniger essen?«

Kaum einer quengelt nicht. Am beharrlichsten beschwert sich die weinerliche Leonie mit dem Haarausfall und den dunklen Augenringen. Erst mit Beginn der Schweigeminute kehrt Stille unter den Mädchen ein.

Wir Essgestörten sitzen alle gemeinsam an einem Tisch. Es gibt sogar einen Sichtschutz, damit keiner von den anderen Patienten uns beim Essen beobachten kann. Insgesamt sind wir sicher weit über 20 Mädchen, darunter auch wenige adipöse, also stark übergewichtige Mädchen. Und ein Betreuer sitzt bei uns, um aufzupassen. Der Raum, in dem das Ganze stattfindet, ist viel kleiner als der Speisesaal in Bad Bramstedt. Auch viel steriler, Kliniklook pur. Noch dazu liegt er im Keller und ist nur durch eine Tiefgarage zu erreichen. Ich fühle mich fast abgeschoben hier.

Jede am Tisch beäugt aufmerksam die anderen. Isst womöglich irgendwer weniger? Bleibt jemand schlank, während man selbst fett wird? Bin ich gefräßig, weil ich es wage, eine Nudel in den Mund zu stecken? Ich fühle mich überfordert. Selbstverständlich möchte ich gesund werden. Aber ich möchte auch nicht die fette Kuh der Gruppe sein. Dabei habe ich in dieser Runde beste Chancen auf diesen Titel: Ich bin eine der wenigen, die ihr Essen tatsächlich in den Mund und nicht nur auf dem Teller im Kreis herumschiebt.

Unsere Tischbetreuerin hat alle Hände voll damit zu tun, nacheinander auf jede Essensverweigerin einzugehen. Sie selbst kommt erst ganz zum Schluss zum Essen. Ich verstehe nicht, warum die alle hier sind, wenn sie anscheinend gar nicht gesund werden wollen. Das macht mich einen Moment lang richtig wütend. Weil sie womöglich anderen Mädchen, die tatsächlich gesund werden wollen, den Therapieplatz blockieren. Aber auch, weil es mich so viel Extraenergie kostet, eine der wenigen zu sein, die die Nahrungsaufnahme nicht verweigert.

Mein Entsetzen steigert sich am folgenden Tag. Kurz nach dem Aufstehen zieht meine Zimmernachbarin eine Literflasche Wasser unter ihrem Bett hervor. Beinahe ohne sie abzusetzen, kippt Sophie das Wasser in sich hinein, faltet die leere Plastikflasche anschließend kleinstmöglich zusammen, versteckt sie wieder unter dem Bett und zaubert zeitgleich eine zweite Flasche hervor. Hat sie da irgendwo ein Lager? Soviel ich weiß, dürfen wir weder Lebensmittel noch einen solchen Wasservorrat in den Zimmern bunkern.

Sophie trinkt auch die zweite Flasche in einem Zug leer und schiebt sie danach zurück ins Versteck.

»Was soll das?«, frage ich erstaunt.

Meine Zimmernachbarin kneift die Augen zusammen und keift mich an: »Sei doch nicht so blöd! Heute ist Wiegetag.«

Pünktlich um sieben Uhr finden sich alle Essgestörten unserer Station vor dem Wiegezimmer ein: Bulimikerinnen, die mitunter ganz normal aussehen, sich aber über ihre entzündeten Hälse beklagen. Übergewichtige Mädchen, die schwer schnaufen, weil sie der kurze Weg von ihrem Zimmer bis hierher so angestrengt hat. Und all die mickrigen Gestalten, die wie ich an Magersucht leiden. Direkt neben mir unterhalten sich zwei über ihren Drang, sich selbst zu verletzen – als Möglichkeit, seelischen Druck loszuwerden –, darüber, wie fett sie sich schon wieder fühlen und dass ihnen eine Magensonde droht, wenn es nicht bald besser wird. Eine andere prahlt, dass sie sich eben ein Angelgewicht in die Scheide geschoben hätte, um mehr Gewicht vorzutäuschen. Mir wird ganz übel von den Geschichten.

Ich hoffe, dass ich genauso verhungert und krank aussehe wie die anderen hier, und gleichzeitig hoffe ich, dass ich gleich beim Wiegen nicht schlechter abschneide als sie. Was für ein Gefühlsdurcheinander schon wieder! Plötzlich überrascht mich ein neuer Gedanke: Wie soll ich mich hier abheben von den anderen, die alle dieselbe Krankheit haben wie ich? Es ist mein altes Problem: Ich will gesund werden, auf jeden Fall. Aber will ich auch normal werden? In der Normalität verschwinden? Nichts Besonderes mehr sein? Andererseits bin ich hier MIT der Krankheit auch nichts Besonderes. Hilfe!

Immerhin das Wiegen beruhigt mich: 33 Kilo! Unter 40!, stelle ich beglückt fest. Sogar deutlich unter 40 . . . Die Stationsschwester notiert diese Zahl, ohne ein Wort darüber zu verlieren, und ruft das nächste Mädchen zum Wiegen. Wir sprechen hier nicht über Kilos – so lautet zumindest die offizielle Anweisung und so wird es sogar in den Internetforen gehalten. Kein Gewichtdumping! Aber mit dieser Zahl können hier sicher nicht viele mithalten. Oder doch?

Zurück in meinem Zimmer finde ich die ersten Briefe auf meinem Bett. Am zweiten Tag? Wie lieb. Lena und ein paar Mädchen aus meiner Schule wünschen mir alles Gute für meinen Aufenthalt. Das gibt mir einen Energieschub. Dankbar drücke ich die Briefe an mich.

»Gerade die ersten Tage in der Klinik sind noch sehr verwirrend«, erklärt mir die Ärztin, als ich kurz darauf in ihrem Untersuchungszimmer sitze. Warmherzig lächelt sie mich an. Warum ich hier bin, will sie wissen, welche Beschwerden ich zu Hause hatte. Nebenbei untersucht sie mich und liest die Einweisung meiner Hausärztin. Entspannt lehne ich mich zurück. Meine Gedanken gleiten aus diesem Raum und werden schlagartig zurück ins Behandlungszimmer geschleudert, als Frau Doktor Stein ihren Kugelschreiber fallen lässt und mich ernst ansieht. »Christina, Sie sind gerade noch rechtzeitig gekommen. Wenn man so sehr abmagert wie Sie, macht das Herz nicht mehr lange mit.«

Mit großen Augen starre ich sie an. Wie *gerade noch rechtzeitig?* Wofür?

»Sie hätten sterben können.« Die nette Ärztin scheint zu merken, dass ich sie nicht verstanden habe.

Ganz langsam krabbelt diese Information durch meine Hirnwindungen, quetscht sich an Kalorientabellen und dem positiven Gefühl, nur 33 Kilogramm zu wiegen, vorbei. Erst dann ergießt sie sich in mein Bewusstsein. Betroffen senke ich den Blick. Auf meine schmalen Oberschenkel, die nicht einmal im Sitzen mehr aneinanderstoßen können. Nur an den Knien berühren sie sich. Plötzlich verstehe ich: Ich hätte tot umfallen können. An irgendeinem der nächsten Tage. Ich bin dem Tod offenbar gerade so von der Schippe gesprungen.

Im Behandlungszimmer wahre ich noch einigermaßen den Schein, gebe das gefasste, freundliche, therapiewillige Mädchen. Aber sobald die Untersuchung beendet ist, stürze ich über die Gänge an den vielen Mädchen mit ihren Magensonden vorbei in mein Zimmer und ans Handy. Mama! Ich muss sofort mit Mama sprechen. Als ich sie endlich am Apparat habe, kann ich kaum reden. Ein heftiger Heulkrampf schüttelt mich. Ich bin furchtbar schockiert. Beinahe wäre ich gestorben. G-E-S-T-O-R-B-E-N. Mit 17. Weil ich nicht dick sein wollte? Lächerlich! Dabei will ich nicht sterben. Ich wollte nie sterben. Ich will leben! Reisen, arbeiten, Jungs kennenlernen, studieren, irgendwann Kinder kriegen!

Meine Mutter versucht, mich zu beruhigen, dabei ist sie selbst entsetzt. Wir weinen gemeinsam, bekommen beide kaum ein Wort heraus.

Doch nachdem sich der erste Schock gelegt hat, entwickelt sich langsam ein Gefühl in mir, das mit jedem Tag in dieser Klinik, zwischen diesen ganzen anderen Lolli-Mädchen stärker wird: der Wille zum Überleben, der Wunsch, endlich gesund zu werden. NIE wieder will ich so krank werden. NIE wieder will ich mich beinahe zu Tode hungern. Es ist, als kehrte ich langsam zurück ins Leben – wacher, aufmerksamer, klarer, heller, endlich wieder dabei.

Mit meiner neuen Therapeutin, Frau Jakob, verhandele ich einen Gewichtsvertrag. Wir vereinbaren, dass ich 500 Gramm pro Woche zunehmen soll. 500 Gramm kann ich guten Gewissens zusagen – in Bad Bramstadt habe ich schließlich sogar 700 Gramm geschafft. Ich muss den Vertrag sogar unterschreiben. Das ist ziemlich geschickt, denn wie ich sind viele Magersüchtige echte Perfektionisten, denen es widerstreben würde, einen Vertrag nicht einzuhalten. Und obwohl ich diesen Trick erkenne, unterschreibe ich.

Genau wie in meiner ersten Klinik gibt es auch in Freyung sogenannte Phasen. Allerdings gelten hier etwas andere Regelungen: *Phase 0* bedeutet, dass die vorgegebenen Portionen aufgegessen werden müssen. In *Phase 1* werden die Portionen zwar weiterhin zugeteilt, aber man muss sie nicht mehr aufessen. Einzige Verpflichtung: Man muss mindestens einen Bissen von allem, was sich auf dem Teller befindet, probiert haben. Laut Therapeutin will man so versuchen, »von einer Außensteuerung in eine Selbststeuerung überzuleiten«. Denn ab *Phase 2* dürfen wir uns am Büfett selbst bedienen – unter den strengen Augen unserer Betreuer. Und erst in *Phase 3* gibt es keinerlei Rückmeldung mehr – man ist auf sich alleine gestellt. Dann sollte man gelernt haben, wieder selbstbestimmt zu essen.

Drei Mal pro Woche habe ich Einzeltherapie und acht Mal Gruppentherapiestunden – wobei mir die Einzelsitzungen lieber sind. Außerdem besuche ich Entspannungskurse wie Yoga oder Wassergymnastik. Mit den Schwestern verstehe ich mich gut, es gibt eine kleine gemütliche Teeküche für uns Mädchen und ich fange an, mich in Freyung richtig wohlzufühlen.

Inzwischen begegne ich auch meinen Mitpatientinnen viel

nachsichtiger. Viele von ihnen tun mir inzwischen einfach nur leid. Ich kann noch immer nicht verstehen, warum der Überlebenswille bei ihnen so schwach ist, aber nur noch ganz selten macht mich ihre Gegenwart zornig. Etwa wenn Leonie mit unzähligen neuen Schnittverletzungen beim Frühstück erscheint und besonders laut darüber zetert, dass andere möglicherweise weniger als sie auf dem Teller haben: »Warum hat Tina eine Scheibe weniger Käse auf dem Teller? Warum muss ich mehr essen?«

Vor allem meine Portionen hat sie ständig im Blick. Vielleicht weil ich am meisten zunehme? Weil sie Angst hat, so fett zu werden wie ich? Ein Gedanke, den ich mir sofort wieder verbiete, sobald er hochkommt. Ich werde nicht fett, ich werde gesund!

Judith mit ihrer Kalorienmännchen-Fantasie dagegen macht mir wirklich Sorgen, weil es ihr nie gelingt, mal einen kurzen Moment nicht an Essen zu denken. Und sogar meine nervige Zimmernachbarin Sophie sehe ich nun in einem anderen Licht: Obwohl an jeder Stelle ihres Körpers die Knochen herausstechen, hält sie sich immer noch für zu dick, macht ihre Gymnastikübungen, sobald sie sich unbeobachtet fühlt, und dreht beinahe durch, wenn sie nicht mindestens eine Stunde am Tag gejoggt ist. Heimlich natürlich. Sophie ist so sehr mit Vertuschen beschäftigt, dass sie sich gar nicht auf die Therapie einlassen kann. Immerhin hat sie sich nach wochenlangem Zureden unserer Therapeuten tatsächlich mal erlaubt, etwas Süßes zu essen: Schokolinsen.

»Das ist auch meine Lieblingssüßigkeit«, gestehe ich ihr. Tage später schenkt sie mir die angebrochene Tüte voller bunter Linsen. »Danke! Magst du nicht mehr?«, wundere ich mich.

Und sie erklärt: »Ich esse nur die braunen. Die bunten haben zu viele Kalorien.«

Woher nimmt sie denn solche schwachsinnigen Erkenntnisse? Aber Sophie zuckt nur gleichgültig mit den Schultern. Sie lässt niemanden an sich heran und gibt sich unnahbar und kühl. Mich verletzt ihre abweisende Art nach wie vor.

Dass das alles nur Fassade ist, hinter der sich ein zerbrechliches, ängstliches Wesen versteckt, erfahre ich, als auf unserer Station plötzlich Hektik ausbricht. Neugierig öffnen Sophie und ich unsere Zimmertür. Eine Ärztin rast in Höchstgeschwindigkeit über unseren Gang zu einer anderen Station. Angeblich ist dort eine Magersüchtige zusammengebrochen und muss reanimiert werden. Zum ersten Mal erlebe ich, dass tatsächlich jemand an dieser selbst gewählten Krankheit zu sterben droht.

Als ich mich zu Sophie umdrehe, sehe ich, dass sie weint. Leise. Dann verschwindet sie schniefend ins Badezimmer. Diese Szene hilft mir, Sophie ein bisschen besser zu verstehen. Auch sie hat panische Angst, diese Krankheit könne sie irgendwann das Leben kosten, aber sie kann nicht anders. Sie sitzt in diesem Teufelskreis und schafft es nicht auszubrechen. Genau wie ich noch vor wenigen Wochen.

In den Gruppentherapiesitzungen sitzen wir meist im Kreis und sprechen gemeinsam über die Gründe, warum wir in die Magersucht gerutscht sind. Bei vielen ging es wie bei mir vordergründig darum, schlanker und attraktiver zu werden. Letztendlich steckt aber immer etwas anderes dahinter, lernen wir.

»Ich wollte nicht mehr die sein, die sich nur um andere kümmert, aber ich habe es nicht geschafft, das auch laut zu sagen. Also habe ich mir einen anderen Weg gesucht«, versuche ich, mein Verhalten in einer Sitzung zu erklären. Die anderen verstehen. Sie verstehen auch, dass der Hunger von den seelischen Schmerzen ablenkt. Von Einsamkeit, dem Gefühl, verlassen zu sein, nicht beachtet zu werden, nicht besonders zu sein. Anscheinend sind irgendwelche Stresshormone daran schuld, die bei Unterernährung ausgeschüttet werden und die Seelenschmerzen betäuben, sie endlich abschalten. Daher rutschen auch viele Mädchen mit ganz massiven Problemen in die Magersucht. Wie Anna zum Beispiel. Sie ist so alt wie ich und am Anfang habe ich ihr unterstellt, dass sie nur deshalb nicht zunehmen möchte, weil sie dann nicht mehr in Kindergrößen passt. Aber Anna begründet es anders: »Ich habe Angst, eine Frau zu werden. Busen, runde Hüften. Mir wird ganz schlecht bei der Vorstellung, so auszusehen.« Viele in unserer Runde können das nachvollziehen. Mich dagegen überrascht der Gedanke. So habe ich das noch nie gesehen. Ich freue mich darauf, irgendwann wieder ein bisschen Po in der Hose zu haben und einen Busen. Aber ich habe auch nicht Annas Vorgeschichte: Anna ist als Kind missbraucht worden, mehrere in unserer Gruppe sind missbraucht worden. Das erschreckt mich. So viele traurige Geschichten!

Oft reden wir auch über unsere Schwierigkeiten zu essen. Viele schaffen es einfach nicht. Mein Hauptproblem ist, dass ich bei jedem Happen leise mitrechne, wie viele Kalorien ich gerade zu mir nehme.

»Das werde ich einfach nicht los. Jeden Abend ziehe ich dann eine Tagesbilanz«, jammere ich bei einer Therapiesitzung. Die vielen Zahlen tanzen in meinem Kopf Pogo.

»Versuchen Sie, in solchen Momenten bewusst an etwas anderes zu denken. Daran, was sie sich für den kommenden Tag vornehmen. Daran, was sie ihren Freundinnen zu Hause gerne von Ihrem Tag erzählen wollen«, rät die Therapeutin und ich bin dankbar für ihren Tipp. Es klingt so banal, aber ich bin alleine wirklich nicht darauf gekommen. Ich habe nur die ganze Zeit gedacht: Ich will keine Kalorien zählen. Kalorien, Kalorien, Kalorien! Nichts anderes. Nun hole ich mir stattdessen einfach andere Bilder in den Kopf. Wie simpel.

Ganz allmählich beginne ich, mich nach dem Essen mal nicht mehr schlecht zu fühlen, sondern satt. Ein riesiger Fortschritt.

In der zunehmenden Auseinandersetzung mit mir selbst stoße ich auf eine neue wichtige Ursache meiner Krankheit: das ständige Zurückstellen meiner Gefühle, um bloß nirgendwo anzuecken.

Deshalb schlägt Frau Jakob mir eines Tages vor, dass ich in der Gruppensitzung einmal allen die Meinung sagen soll: »Das ist wichtig für Ihre Entwicklung und für den Kampf gegen Ihre Krankheit. Sie müssen lernen, sich zu behaupten, nicht immer nur die liebe Christina sein zu wollen.«

Ich zögere. Das ist ja nun nicht gerade meine Stärke. Noch dazu, wo ich gerade beginne, mich mit einigen Mädchen hier anzufreunden. Was, wenn sie mich dann nicht mehr mögen?

Aber andererseits stimmt es ja auch: Wie in Bad Bramstedt muss ich auch in Freyung wieder ganz neu lernen, für mich einzustehen. Und noch etwas muss ich lernen, müssen alle hier lernen: Vertrauen in mich und in andere. Wir machen Übungen, bei denen eine von uns die Augen schließen und einer anderen folgen muss. Es fällt mir schwer, mich blind führen zu lassen. Ich muss mich richtig dazu zwingen, die Kontrolle aufzugeben.

Die ersten dieser Übungsstunden sind deshalb auch eine Katastrophe. Ich schmule, blinzele, bin angespannt und ungeduldig. Viel lieber führe ich, als dass ich geführt werde. Klar: ICH will bestimmen. Erst nach mehreren Versuchen werde ich allmählich besser, kann es schließlich sogar fast ein wenig genießen, mich fallen und führen zu lassen.

Gleichzeitig erfahre ich durch diese Übungen viel über die anderen Mädchen. Einigen von ihnen fühle ich mich inzwischen sehr nah. Mit Judith sitze ich oft zusammen auf meinem Bett und wir gucken uns Familienfotos an und überlegen, was wir als Erstes machen, sobald wir zu Hause sind. Und mit Emma, die gerade frisch in unsere Gruppe gekommen ist, habe ich beinahe einen Seelenzwilling gefunden: gleiche Hobbys, gleiche Schulsituation, ähnliche Geschmäcker, gleicher Krankheitsverlauf. Unglaublich. Wir sind beinahe unzertrennlich. Und reden und reden und reden …

Umso mehr graut mir vor der Gruppentherapiesitzung, in der ich allen die Meinung sagen soll und die immer näher rückt. Meine Therapeutin lockt mich: »Wenn Sie das schaffen, wechseln Sie in die nächste Therapiephase. Sie dürfen dann ohne Betreuerkontrolle essen.« Ohne Betreuer! Ein weiterer Schritt in die Normalität.

Ich bin fest entschlossen, diesen Schritt zu gehen. Trotzdem ist meine Kehle zu Beginn der vereinbarten Gruppensitzung wie zugeschnürt. Ich sehe mich um, blicke in lauter vertraute Gesichter und fange ganz vorsichtig an zu sprechen. Ich formuliere einen leisen Zweifel an der Existenz von Judiths Kalorienmännchen, beichte Anna, dass mir ihre Größe-152-Prahlerei auf den Zeiger geht, und komme ganz allmählich so richtig in Fahrt. Es tut so gut, endlich mal den Mund aufzumachen und die Wahrheit zu sagen. Am Schluss kann ich mich kaum noch bremsen: »Und ich finde es richtig scheiße, dass du, Sophie, ständig in unserem Zimmer herumturnst und heimlich literweise Wasser in dich hineinkippst, um am Wiegetag mehr auf die Waage zu bringen.« Dann schaue ich Leonie an. »Mir geht deine ewige Jammerei so was von auf die Nerven. Dieses ständige Vergleichen, wer denn nun mehr auf dem Teller hat. Lass das!« Nachdem ich fertig bin, sagt niemand etwas. Viele glotzen mich wie aufgeschreckte Rehe an, mit aufgerissenen Augen, die in den überdimensional groß wirkenden Köpfen stecken. Aber das ist mir im Moment total egal. Ich fühle mich gut. Befreit. Ich kann sagen, was ich denke. Ich will kein Lolli-Mädchen mehr sein.

Erstaunlicherweise hat mir bis auf Sophie keine meinen Ausbruch richtig übel genommen, die meisten fanden es sogar gut und haben mich gelobt oder mich um meinen Mut beneidet. Nur Leonie hat geweint. Und Sophie ist sauer: »Toll, dass du mich verraten hast! In Zukunft werden sie bestimmt mein Zimmer kontrollieren.« Ich zucke mit den Schultern. Nett war es ganz sicher nicht von mir, dass ich sie verpetzt habe. Aber wenn sie nicht langsam anfängt, sich der Krankheit ehrlich zu stellen, wird sie nie gesund werden.

Nach über einem Monat reicht es mir in der Klinik. Der Aufenthalt bringt mir nichts mehr, ich möchte nur noch zurück nach Hause. Zu meiner Mutter. Meinen Freundinnen. Meinen Großeltern. Sogar zu meinem Vater und seiner Freundin. Einfach zurück in mein altes Leben.

Ganz intensiv wünsche ich mir diesen Tag herbei, male

mir aus, wie es sein wird, nach Hause zu kommen, Mama in den Arm zu nehmen, freue mich diesmal auf meine Schule, meine lieben Freundinnen, die mir regelmäßig geschrieben haben, kann es kaum erwarten, Lena wiederzusehen. Aber da ist zugleich auch die Angst, erneut zu scheitern, wieder in den Teufelskreis der Magersucht zu rutschen, wenn ich *draußen* bin. Ich bin vorsichtiger geworden als beim letzten Mal.

An meinem letzten Tag in Freyung sitzen wir nach dem Mittagessen draußen in der Sonne: Leonie, Anna, Judith, Sophie, ich und die anderen. Wir haben eine Neue in der Gruppe. Mit einem prüfenden Blick stelle ich fest, dass sie wesentlich dünner ist als ich. Ich spüre den alten Neid – auf ihre schmale Figur, die Sicherheit, die sie noch hat und die ich hier aufgegeben habe. Der neue Boden unter meinen Füßen fühlt sich noch wackelig an, sehr zerbrechlich. Aber er trägt mich.

Ich sitze auf der Holzbank, fühle das zarte Fettpolster unter meinen Gesäßknochen, den kleinen Po-Ansatz. Ich weiß, dass die anderen Mädchen ihn gleich mit einer Mischung aus Abscheu und Neid betrachten werden, wenn ich aufstehe und gehe. Ich bin stolz auf ihn.

Leider ist Essen auch nach acht Wochen Therapie in Freyung noch immer keine Selbstverständlichkeit für mich. Am Ende eines Tages weiß ich noch immer ganz genau, was ich am Tag zu mir genommen habe, kann jeden einzelnen Bissen aufzählen. Dieser innere Taschenrechner lässt sich einfach nicht abschalten. Erst wenn ich essen kann, ohne darüber nachzudenken, bin ich wohl wirklich gesund. Ich sehne mich so sehr nach diesem Tag, an dem ich zufrieden bin mit mir und meinem Körper.

Die Neue versucht gerade, sich davonzuschleichen. »Ich muss mal 'ne Runde laufen«, sagt sie. Sophie schüttelt abschätzig den Kopf. Dabei zappelt sie unruhig mit ihren Beinen. Vor zwei Tagen hat sie endlich ihre Joggerei aufgegeben. Ich muss lächeln.

Die Mädchen werden mir fehlen. Aber gleichzeitig bin ich auch froh, sie los zu sein. Ich bin glücklich, in dieser Freakshow endlich keine Rolle mehr zu spielen. Nie wieder. Zumindest wünsche ich mir das. Aus ganzem Herzen.

Heute

»Grob kann man sagen: Die Hälfte der Patienten ist nach der Therapie geheilt, ein Viertel hat sich gebessert und ein weiteres Viertel verhält sich unverändert. Aber selbst bei den Betroffenen, die als geheilt gelten, besteht lebenslang die Tendenz, auf Konfliktsituationen wieder mit Nahrungseinschränkung zu reagieren . . . Manche Betroffene stehen im Nachhinein ihrer Krankheit offen gegenüber und beteiligen sich nicht selten an Präventionsveranstaltungen zum Thema Magersucht. Andere wiederum gehen mit dem Thema defensiv um und reden oft noch nicht einmal im engsten Kreis über die Zeit, in der sie krank waren. Dahinter stehen meist Scham- und Schuldgefühle, durch die Essverweigerung etwas falsch gemacht zu haben und ›böse‹ gewesen zu sein, wenn der rebellische Anteil der Pubertät noch nicht oder unzureichend in die Persönlichkeit integriert worden ist. Letzteres würde ich auch bei Christina annehmen.«

Dr. Vitus Irrgang, Chefarzt Ananke-Klinik für Essstörungen

Mittlerweile ist es über zwei Jahre her, dass ich die Klinik in Freyung verlassen habe. Ich habe ein Spitzenabitur geschafft und bereite mich nun auf mein Studium vor. Mein Gewicht hat sich eingependelt. Irgendwo zwischen 55 und 65 Kilo. Ich trage eine normale Kleidergröße.

Schön finde ich mich nur ganz selten. Aber immerhin akzeptiere ich jetzt meinen Körper – ich kann ja auch nicht anders, ich muss ja schließlich mit ihm leben. Meistens komme ich ganz gut zurecht, aber es gibt auch immer noch Tage, an denen ich mich verabscheue.

Ich empfinde mich als etwas Besonderes, aber im Sinne von *Jeder Mensch hat etwas Einzigartiges,* und bin darauf auch stolz. So wie ich stolz darauf bin, dass ich gegen meine Krankheit gekämpft habe.

Sehr oft denke ich an die alten Zeiten beziehungsweise die anderen Lolli-Mädchen und frage mich, wie es ihnen heute wohl geht und ob sie gesund geworden sind. Teilweise vermisse ich sie dann, weil ich mich ihnen nahegefühlt habe, weil sie dieselbe Geschichte wie ich hatten.

Manchmal denke ich sogar an die MS, an die Magersucht, mit einer gewissen Wehmut zurück – weil sie mir in einer schweren Zeit vorgaukeln konnte, mir Halt zu geben. Selbst wenn ich das Prinzip nun durchschaue, ist es in schwierigen Situationen manchmal immer noch nicht leicht für mich, nicht mit dem Verhalten zu reagieren, das so lange Zeit mein *Allheilmittel* gegen alle Schwierigkeiten war.

Allerdings überwiegen, wenn ich an früher denke, die negativen Gedanken: Ich habe Freunde vernachlässigt, vielen Menschen große Sorgen bereitet, meine Gesundheit aufs Spiel gesetzt und meine Teenagerzeit mit Kalorienzählen, Arztbesuchen oder exzessiven Sportprogrammen verbracht. Ich habe so viel Zeit mit dieser Scheiß-Krankheit vergeudet!

Ich merke aber auch, dass die Erinnerungen an die Jahre, in denen ich magersüchtig war, allmählich anfangen zu verblassen.

Ob ich geheilt bin? Noch immer kann ich mich nicht überwinden, in ein Brot mit Nussnugatcreme zu beißen. Büfetts mit vielen Menschen sind mir ein Gräuel. Dann frage ich mich: Wie verhält man sich hier normal? Was muss ich nehmen, damit ich normal wirke? Was essen die anderen?

Ich möchte nie mehr in die Magersucht rutschen. Aber ich befürchte auch, ich werde NIE wirklich geheilt sein, werde die Krankheit IMMER in mir tragen. Sie hockt in meinem Körper und lauert darauf, dass ich nachgebe, einen kurzen Moment Schwäche zeige. Ich muss dagegen kämpfen, Stärke zeigen. Tag für Tag. Immer. Und das nur, weil ich sie einmal in mein Leben gelassen habe . . .

Carry Slee

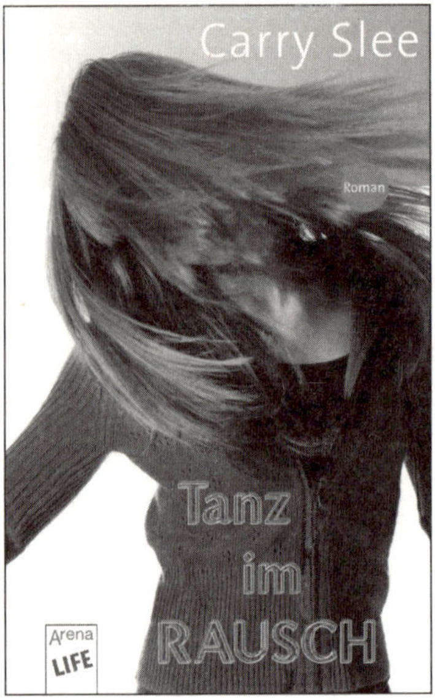

Tanz im Rausch

Als Melissa das Angebot bekommt, in einem Musikclip mitzuspielen, ist sie begeistert. Es stört sie nicht, dass einige Mittänzer bei den Proben Ecstasy-Pillen schlucken, und die Warnungen ihres Freundes Jan tut sie als spießige Eifersucht ab. Doch bald merken ihre Freunde, dass sie sich verändert. Und eines Tages ist sie verschwunden. Jan macht sich auf die Suche.

Arena

216 Seiten. Arena-Taschenbuch.
ISBN 978-3-401-02747-0
www.arena-verlag.de